의료 중국어회화1

의료 중국어 회화

김진아 지음

1

双眼皮手术/隆鼻/隆胸/眼睛美白术/白内障/
青光眼/面部除皱整形手术/黑眼圈/激光脱毛/吸脂减肥

HU:iNE

머리말

우리나라는 눈부신 경제성장과 더불어 의료분야에서도 발전을 이루어 2006년에는 외국인 환자를 2천만 명 유치하여 66조 원의 성과를 거두었으며, 2012년에는 4천만 명이 넘어 110조 원의 부를 창출하였다. 과거 부유층과 중증환자에 대한 미국, 독일 중심의 해외환자 시장은 싱가폴, 태국 등이 新의료 허브로 등장하면서 각국 간의 해외환자 유치시장 선점을 위한 경쟁이 심화되고 있으며, 이제는 미국과 일본도 국가차원의 해외환자 유치를 시작하기에 이르렀다. 뿐만 아니라 의료 선진국들은 신흥국 중심으로 의료 현대화 투자에 주력을 하고 있는 상황이다.

우리나라는 의료 신흥국에 비해 의료기술 수준이 매우 높은 편이고 의료 선진국과 비교해서는 상대적으로 의료비가 저렴하며 또한 신속한 진단과 치료시간, 첨단 의료장비 IT기반 시스템 등의 국제 경쟁력을 보유하고 있다. 이런 우리 의료의 장점을 활용한 해외환자 유치시장의 증가가 의료통역 시장에도 활력을 불어넣고 있다. 매년 수많은 중국인 환자들이 피부 성형과 얼굴 성형을 하기 위해 한국을 찾고 있으며, 중증환자들의 방문도 점차 늘어나고 있는 추세이다. 의료시장의 활성화와 해외환자 유치에 따른 의사소통의 불편함을 줄이기 위해 5년 전 보건복지부 인력개발원이 주도가 되어 한국외국어대학교 통번역대학원 교수와 서울대 의대 및 여러 병원의 의사들로 구성된 자문단이 발족되어 의료통역사 과정과 코디네이터 과정 교육 프로그램을 개발하여 해마다 교육을 실시하고 있다.

사이버한국외국어대학교 중국어학부는 이러한 시장의 흐름을 읽고, 시장 수요에 부합한 콘텐츠를 제작하여 학습자들에게 실용적인 전문분야의 이론과 필요 콘텐츠를 제공함으로써 수요자와 공급자 모두가 만족할 만한 성과를 이룰 수 있도록 노력하였다.

의료 중국어회화 1은 총 14과로 구성되어 있다. 우선 내용면에서는 크게 성형과 피부 미용으로 구분되어 있고 성형은 눈, 코 등 얼굴 성형과 가슴 성형을 다루며, 피부미용은 다크써클, 얼굴주름, 안구미백, 지방흡입 등을 학습하도록 하였다. 한편 책의 구성에 있어서는 매3과마다 복습주차를 넣어 그동안 배운 내용들을 복습할 수 있도록 꾸며 학습의 부담감을 줄이는 대신 배운 내용을 평가할 수 있도록

하여 학습의 효과를 높였다.

복습과를 제외한 모든 과에서는 학습자들에게 성형에 대한 기본적인 상식과 원리를 텍스트로 제시하여 성형에 대한 기본적인 지식과 정보를 얻을 수 있도록 하였으며, 그 내용을 바탕으로 의사와 환자의 상담 회화를 통해 다시금 성형에 대한 지식을 터득하고 반복적인 학습을 할 수 있도록 구성하였다.

모쪼록 이 책이 의료 중국어에 관심 있는 학습자들에게 현장에 나가기 전 모의 실전 연습에 도움이 되기를 바라며, 나아가 현장에서는 學而致用할 수 있는 기회가 되기를 바란다.

2013년 4월

김 진 아

목차

1과_

성형

쌍꺼풀수술 双眼皮手术

학습내용

성형에서 가장 보편적으로 행해지는 쌍꺼풀 수술 매몰법과 절개법, 부분 절개법을 학습한다.

학습목표

가장 보편적인 쌍꺼풀 성형, 즉 매몰법과 절개법에 대한 수술원리와 장단점을 비교하여 쌍꺼풀 성형에 대한 전문지식, 표현, 전문용어 학습을 목표로 한다.

기본 지식 1

有些爱美的朋友喜欢通过整容手术想改变自己的形象。整容手术中最普遍的是双眼皮手术，双眼皮手术有下面三种。

아름다움을 추구하는 사람들은 성형수술로 자신의 이미지를 변화시키고자 합니다. 성형수술 중 쌍꺼풀 수술은 가장 보편화된 수술인데요, 다음과 같은 3가지 수술방법이 있습니다.

1。**埋线法**：埋线法是在上眼睑先做小孔，用缝线缝一道线．手术简便，几乎没有浮肿和疤痕。适合眼皮较薄的年轻人。对眼皮较厚，皮肤松弛及年龄大的人不太适合。

1. 매몰법: 매몰법은 상안검에 먼저 작은 구멍을 낸 후 실로 봉합하는 방식입니다. 간단한 수술로 부기가 적고 흉터가 거의 남지 않습니다. 눈꺼풀이 얇은 젊은 사람들에게 적합합니다. 눈꺼풀이 두터운 사람, 눈 주위 피부가 처진 사람, 나이가 많은 사람에게는 적합하지 않습니다.

2。**切开法**：是一种永久性的重睑术，切开眼皮，去除脂肪后，连接皮肤和肌肉。眼皮厚的人用埋线法，就很容易开线，所以做切开法比较好。切开法创伤大，但效果可靠、持久。消肿时间长，伤口会留下疤痕。

2. 절개법: 영구적인 눈꺼풀수술로 피부를 절개하여 지방을 제거하고 피부와 근육을 이어줍니다. 눈꺼풀이 두꺼운 사람이 매몰법을 사용하면 쌍꺼풀이 쉽게 풀릴 수 있기 때문에 절개법을 사용하는 것이 좋습니다. 절개법은 절개부위가 크지만 효과가 좋고 오래 지속됩니다. 부기가 가라 앉는데는 시간이 오래 걸리며 상처부위에 흉터가 생길 수 있습니다.

3。**局部切开法或叫部分切开法**：这是采用埋线法和切开法两者的优点,比起切开法浮肿少恢复时间短。比起埋线法双眼皮开线的比率少，而且几乎不留疤痕。

3. 부분 절개법: 매몰법과 절개법의 장점을 살린 방법으로 절개법보다 부기가 적고 회복도 빠릅니다. 또한 매몰법을 사용했을 때보다 쌍꺼풀이 잘 풀리지 않으며 거의 흉터가 남지 않습니다.

단어풀이 01-1.mp3

整容手术	zhěngróng shǒushù	성형수술
形象	xíngxiàng	이미지
普遍的	pǔbiànde	보편화된
双眼皮手术 (=重睑术)	shuāngyǎnpí shǒushù (=chóngjiǎnshù)	쌍꺼풀수술
埋线法	máixiànfǎ	매몰법
切开	qiēkāi	절개하다
上眼睑	shàngyǎnjiǎn	상안검
小孔	xiǎokǒng	작은구멍
缝线	féngxiàn	봉합실/봉합하다
留疤痕	liú bāhén	상처가 남다
浮肿	fúzhǒng	부종, 부기
眼皮	yǎnpí	눈꺼풀
厚	hòu	두껍다
薄	báo	얇다
皮肤松弛	pífūsōngchí	피부가 처지다
切开法	qiēkāifǎ	절개법
去除	qùchú	제거하다
脂肪	zhīfáng	지방
肌肉	jīròu	근육
可靠	kěkào	믿을 수 있는
持久	chíjiǔ	오래 유지되다
开线	kāixiàn	꿰맨 자리가 터지다, 풀리다
创伤	chuāngshāng	상처
伤口	shāngkǒu	상처
几乎	jīhū	거의
缺点	quēdiǎn	결점, 단점
客户	kèhù	고객
根除	gēnchú	완전히 제거하다
眼皮下垂	yǎnpíxiàchuí	눈가가 처지다
优点	yōudiǎn	장점, 이점

표현 익히기

通过整容手术改变形象
tōngguò zhěngróng shǒushù gǎibiàn xíngxiàng
성형수술로 이미지를 바꾸다

最普遍的整容手术是双眼皮手术
zuì pǔbiàn de zhěngróng shǒushù shì shuāngyǎnpí shǒushù
가장 보편화된 수술은 쌍꺼풀 수술이다

埋线法手术简便
máixiànfǎ shǒushù jiǎnbiàn
매몰법은 수술이 간단하다

没有浮肿和疤痕
méiyǒu fúzhǒng hé bāhén
부기와 상처가 없다

适合眼皮薄的人
shìhé yǎnpí báo de rén
눈꺼풀이 얇은 사람에게 적당하다

皮肤松弛
pífū sōngchí
피부가 처지다

切开法是永久性的重睑术
qièkāifǎ shì yǒngjiǔxìng de chóngjiǎnshù
절개법은 영구적인 쌍거풀 수술이다

切开眼皮,去除脂肪
qièkāi yǎnpí,qùchú zhīfáng
눈가 피부를 절개하고 지방을 제거하다

容易开线
róngyì kāixiàn
쉽게 풀리다

切开法创伤大
qièkāifǎ chuāngshāng dà
절개법은 큰 상처가 남는다

消肿时间长
xiāozhǒng shíjiān cháng
부기가 가라앉는데 오래 걸린다

伤口会留下疤痕。
Shāngkǒu huì líuxià bāhén
흉터가 남는다

자주나오는 질문

最普遍的整容手术是什么?
가장 보편화된 성형수술은 무엇인가?

埋线法需要切开皮肤吗?
매몰법은 피부를 절개해야 하는가?

埋线法浮肿厉害吗?
매몰법은 부기가 심한가?

埋线法留疤痕吗?
매몰법은 흉터가 남는가?

眼皮薄的人适合做什么样的双眼皮手术?
눈꺼풀이 얇은 사람은 어떤 쌍꺼풀 수술을 받는 것이 적합한가?

眼皮厚的人适合做埋线法吗?
눈꺼풀이 두꺼운 사람은 매몰법이 적합한가?

皮肤松弛的人适合做埋线法吗?
피부가 처진 사람은 매몰법이 적합한가?

切开法需要去除脂肪吗?
절개법은 지방을 제거해야 하는가?

切开法容易开线吗?
절개법은 쉽게 풀리는가?

切开法会留下疤痕吗?
절개법은 흉터가 남는가?

통역연습 01-2.mp3

통역브리프

28세의 중국인 리리는 북경에서 한국 친구 소개로 강남 압구정동의 한 성형외과에서 쌍꺼풀수술을 하고자 한국에 왔다. 수술을 앞두고 의사와 만나 상담하는 내용이다.

의사	쌍꺼풀 수술을 하시려고요?	您是想做双眼皮手术，对吗？
환자	是的，请您给我做漂亮一点。	그렇습니다. 예쁘게 해주세요.
의사	쌍꺼풀 수술 중 가장 간단한 수술은 매몰법입니다. 매몰법은 비교적 간편한 수술이며 보기에 매우 자연스럽습니다. 그러나 매몰법은 모든 사람에게 적합한 것은 아닙니다. 환자분 연령대가 어떻게 되시죠?	双眼皮手术中最简单的手术法叫埋线法。埋线法手术简便，看起来很自然。埋线法不适合每个人。请问您多大岁数？
환자	今年28岁。	올해 28세입니다.
의사	매몰법은 주로 10-20대가 가장 많이 합니다.	埋线法主要适合于10岁20岁年龄段的人。
환자	埋线法手术的优点是什么？	매몰법의 장점은 무엇입니까?
의사	매몰법은 작게 절개하기 때문에 흉터가 거의 없습니다. 또 피가 적게 나고, 부기도 없습니다. 수술시간도 매우 짧습니다. 단점은 수술 후 절개법보다 잘 풀릴 수 있다는 것입니다.	埋线法的切口开得小，所以不留疤痕。流血少，没有肿胀。手术时间也很短。它的缺点是比起切开法术后容易开线。
환자	请问切开法是什么样的手术？	절개법은 어떤 수술인가요?

의사	절개법은 환자의 요구에 맞게 다양한 쌍꺼풀을 만들 수 있고, 눈꺼풀이 처진 현상을 제거할 수 있지만 수술 후 수술흉이 약간 남을 수 있다는 단점이 있습니다. 하지만 절개법은 지방이나 일부 늘어 진 피부를 제거할 수 있습니다.	切开法是可以按照客户的要求做不同的双眼皮。它可以根除眼皮下垂现象，但它的缺点是术后会留下一点疤痕。可是切开法可以切除脂肪和下垂的皮肤。
환자	我可以做埋线法的手术吗?	전 매몰법 수술을 할 수 있나요?
의사	환자분은 매몰법을 사용하기에는 눈꺼풀이 약간 두텁습니다. 부분절개법이 더 적합합니다.	你做埋线法眼皮有点厚，比较适合做部分切开术。
환자	部分切开法是什么样的手术法?	부분절개법은 어떤 방법인가요?
의사	이 방법은 매몰법과 절개법의 장점을 취했습니다. 절개법 보다는 절개 부위가 작아서 회복이 빠릅니다. 수술 후, 절개법과 마찬가지로 쉽게 풀리지 않습니다.	这方法是采取切开法和埋线法的优点。这比切开法切开的部位小，所以恢复很快。手术后，像切开法一样不容易开线。

기본 지식 2

做双眼皮手术要注意哪些问题呢?

쌍꺼풀 수술 시 어떤 점들을 주의해야 할까요?

1。**保持伤口清洁, 防止感染**

术后的伤口清洁是很重要的。如果伤口不干净, 很容易发生感染。所以手术1~2天后可摘掉眼睛上的纱布, 用无菌盐水或医用酒精擦拭。

1. 상처부위를 깨끗하게 하여 감염되지 않도록 주의해야 합니다.

수술 후, 상처부위를 청결하게 유지하는 것은 매우 중요합니다. 만약 상처부위가 깨끗하지 않으면 쉽게 감염됩니다. 수술 후 하루 이틀이 지나면 눈 부위의 거즈를 제거하고 식염수나 병원용 알코올로 상처부위를 닦을 수 있습니다.

2。**防止伤口出血、淤血或血肿**

防止伤口出血、淤血或血肿, 可对伤口用冰袋冷敷。术后一旦发生出血不止和严重血肿, 应及时到医院复诊。

2. 상처부위의 출혈 및 어혈, 멍이 생기지 않도록 주의해야 합니다.

상처부위의 출혈, 어혈, 멍이 생기지 않도록 조심해야하며, 얼음주머니로 냉 찜질을 할 수 있습니다. 수술 후 출혈이 멈추지 않거나, 심한 어혈이 생겼을 경우, 즉시 병원에서 재진을 받아야 합니다.

3。**注意加强眼部肌肉的运动**

双眼皮手术后第二天就要揭去覆盖的纱布。早日做睁眼运动, 使眼部肌肉和周围组织的血液循环, 减轻消除手术部位的肿胀和淤血。

3. 눈 근육 강화 운동이 필요합니다.

수술 다음날, 덮여진 거즈를 제거합니다. 눈 뜨기 운동을 반복하여 눈 근육과 주변 조직의 혈액이 원활히 순환될 수 있도록 하여 수술부위의 부기와 어혈을 제거하거나 줄입니다.

4。**术后要多休息**

术后1周内不要看电视、报纸, 卧床休息时最好半卧位, 把枕头垫高, 以免眼睛过度疲劳。头部位置过低会加重伤口肿胀。

4. 수술 후, 편안히 휴식을 취해야 합니다.

수술 후 1주일 간 TV와 신문을 삼가야 합니다. 침대에 누워 휴식을 취할 때, 완전히 눕기보다 반쯤 눕고 베개를 높게 베면 눈의 피로감을 줄일 수 있습니다. 머리

부분이 너무 낮으면 상처부위의 부기가 심해질 수 있습니다.

단어풀이 01-3.mp3

保持	bǎochí	유지하다
伤口	shāngkǒu	상처
防止	fángzhǐ	방지하다
感染	gǎnrǎn	감염
摘掉	zhāidiào	제거하다
纱布	shābù	거즈
无菌盐水	wújūnyánshuǐ	식염수
医用酒精	yīyòngjiǔjīng	병원용 알코올(소독제)
擦拭.	cāshì	닦다, 문지르다
淤血	yūxuě	어혈, 멍
血肿	xuèzhǒng	혈종
冰袋	bīngdài	얼음주머니
冷敷	lěngfū	냉찜질(하다)
及时	jíshí	즉시
复诊	fùzhěn	재진료
加强	jiāqiáng	강화하다
眼部肌肉	yǎnbù jīròu	눈 근육
揭去	jiēqù	떼어내다
覆盖的	fùgàide	덮여진
纱布	shābù	거즈
睁眼运动	zhēngyǎn yùndòng	눈뜨기 운동
周围组织	zhōuwéi zǔzhī	주변 조직
血液循环	xuèyè xúnhuán	혈액순환
减轻	jiǎnqīng	줄이다
消除	xiāochú	없애다
手术部位	shǒushù bùwèi	수술부위
肿胀	zhǒngzhàng	부기, 부어 오르다

保持	bǎochí	유지하다
卧床休息	wòchuáng xiūxi	침대에 누워 휴식을 취하다
半卧位	bànwòwèi	침대에 반쯤 누운 자세
枕头	zhěntóu	베개
垫高	diàngāo	(베개를) 높게 베다
过度疲劳	guòdù píláo	심한 피로감
过低	guòdī	너무 낮다
加重	jiāzhòng	가중시키다
疼痛	téngtòng	아프다, 고통스럽다
蛋白质	dànbáizhì	단백질
安排	ānpái	안배하다, 배치하다

표현 익히기

保持伤口清洁
bǎochíshāngkǒu qīngjié
상처부위를 청결히 유지하다

摘掉眼睛上的纱布
zhāidiào yǎnjing shàng de shābù
눈의 거즈를 제거하다

用医用酒精擦拭
yòng yīyòng jiǔjīng cāshì
병원용 알코올(소독제)로 닦다

防治伤口出血
fángzhì shāngkǒu chūxuě
상처부위의 출혈을 막다

淤血或血肿
yūxuě huò xuèzhǒng
어혈 혹은 혈종(멍)

伤口用冰袋冷敷
shāngkǒu yòng bīngdài lěngfū
상처부위를 얼음주머니로 냉찜질하다

及时到医院复诊
jíshídào yīyuàn fùzhěn
즉시 병원에서 재 진료를 받다

加强眼部肌肉的运动
jiāqiáng yǎnbù jīròude yùndòng
눈 근육을 강화하는 운동

揭去覆盖的纱布
jiēqù fùgàide shābù
덮여진 거즈를 제거하다

周围组织的血液循环
zhōuwéi zǔzhīde xuèyè xúnhuán
주변조직의 혈액순환

枕头垫高
zhèntóudiàngāo
베개를 높게 베다

以免眼睛过度疲劳
yǐmiǎn yǎnjing guòdù píláo
눈의 과도한 피로를 막다

加重伤口肿胀
jiāzhòng shāngkǒu zhǒngzhàng
상처부위가 더 부어 오르다

자주나오는 질문

双眼皮手术后应该注意什么?
쌍꺼풀 수술 후 어떤 점을 주의해야 하는가?

什么时候摘掉眼睛上的纱布?
언제 눈의 거즈를 제거하면 되는가?

手术后怎样清洁伤口?
수술 후 상처부위를 어떻게 청결히 하는가?

手术后不能做激烈运动吗?
수술 후 심한 운동을 해서는 안 되는가?

防止伤口淤血或血肿要怎么办?
상처부위의 어혈과 멍이 생기지 않도록 하려면 어떻게 해야 하는가?

术后饮食方面要注意些什么?
수술 후 주의해야 할 음식이 있는가?

术后可以看电视吗?
수술 후 TV를 시청할 수 있는가?

睡觉时要注意些什么?
잠 잘 때 어떤 점을 주의해야 하나?

통역연습

통역브리프

쌍꺼풀 수술 후 중국인 환자 리리가 의사에게 여러 가지 주의사항을 문의하는 내용이다.

환자	手术后可以马上坐飞机吗?	수술 후 바로 비행기를 탈 수 있나요?
의사	수술 후 일주일 후면 바로 일할 수 있습니다. 하지만 수술 후 바로 다음날 치료를 받고 2~3일 후마다 치료를 받아야 합니다. 5일 후에 실밥을 제거합니다. 따라서 약 1주일 후에 비행기를 타시는 것이 좋을 듯 합니다.	手术一个礼拜以后，就可以工作。手术后第二天要来院复诊。以后每隔两三天要来院治疗。5天以后就要拆线。所以最好是一个礼拜以后坐飞机。
환자	手术后有疼痛和肿胀吗?	수술후 통증과 부종이 있나요?

의사	수술 후에는 많이 붓는 경우가 있습니다. 수술직후에 얼음찜질을 하면 효과가 있습니다. 수술 후에 멍이 드는 경우가 있는데 이러한 현상은 1,2주 후면 사라지게 됩니다.	手术后会有很多肿胀。术后做冷敷有效果。术后也出现淤血，这种现象经过一周两周就会消失。
환자	手术前要注意什么？	수술 전 무엇을 주의해야 하나요?
의사	수술 전날은 충분한 수면을 취하도록 하십시오. 수술 후 상처는 청결을 유지해야 합니다. 단백질이 많이 있는 음식을 드시고, 휴식을 많이 취하십시오. 일주일 이내에는 TV나 신문은 보지 마십시오.	手术前一天睡眠要充足。手术后伤口要保持清洁。多吃有蛋白质的食物。多休息，一周内不要看电视、看报纸。
환자	谢谢您！那么，什么时候可以做手术？	감사합니다. 그럼 언제 수술을 할 수 있나요?
의사	원하신다면 내일 혹은 모레 모두 가능합니다. 간호사가 스케줄을 잡아 줄 겁니다.	如果您愿意明天或是后天都可以。护士会给您安排时间。

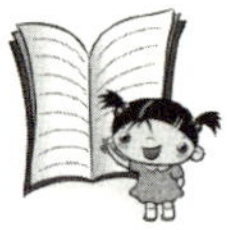

연습문제

1. 다음 단어의 병음과 성조를 쓰세요.

1) 整容手术
2) 双眼皮
3) 埋线法
4) 重睑术
5) 脂肪
6) 肌肉
7) 浮肿
8) 疤痕
9) 上眼睑

2. 다음 문장을 듣고 옳으면 (○), 틀리면(×)하세요. 01-5.mp3

1) 埋线法的手术简便。(　)
2) 埋线法不容易开线。(　)
3) 埋线法适合年龄大的人。(　)
4) 切开法会留下疤痕。(　)
5) 局部切开法比起切开法恢复时间长。(　)

3. 다음 단어에 맞는 것을 보기에서 골라 넣으세요.

厚. 下垂, 松弛, 留, 肿胀

1) 皮肤(늘어지다)
2) 眼皮(두껍다)
3) (남다)疤痕
4) 埋线法没有 (부기)
5) 眼皮 (처지다)

4. 알맞은 중국어 단어를 보기에서 고르세요.

感染, 清洁, 纱布, 酒精, 淤血, 冰袋, 复诊, 血液循环, 肿胀

1) 거즈
2) 어혈
3) 재진
4) 부기
5) 얼음팩
6) 혈액순환
7) 청결
8) 감염
9) 알코올

5. 다음 문장을 중국어로 작문하세요.

1) 청결은 중요하다.
2) 상처부위에 냉찜질을 사용하십시오.
3) 베게를 높이 베세요.
4) 수술 후에 통증과 부기가 있습니까?
5) 수면을 충분히 취하셔야 합니다.

학습정리

最普遍的整容手术是双眼皮手术

1) 埋线法

장점: (1) 手术简便

(2) 几乎没有浮肿和疤痕

단점: (1) 容易开线

2) 切开法

장점: (1) 永久性的重睑术

(2) 不容易开线

단점: (1) 切开法伤口大

(2) 消肿时间长

(3) 留疤痕。

1. (保持) 伤口清洁, (防止) 感染

(摘掉) 眼睛上的纱布

用无菌盐水或医用酒精 (擦拭)

2. (防止) 伤口出血、淤血或血肿

伤口用冰袋 (冷敷)

3. (加强) 眼部肌肉的运动

(揭去) 覆盖的纱布

(做) 睁眼运动

(垫高) 枕头

2과_

성형

코 성형 隆鼻

학습내용

코 성형의 종류와 코 성형의 재료 및 방법.
코 성형의 과정과 수술 후 증상 및 주의사항.

학습목표

코 성형의 재료, 원리와 증상을 익히고, 그에 따른 의학전문용어와 표현들을 익혀 코 성형 분야의 의사소통 목적을 달성한다.

기본 지식 1

隆鼻是仅次于双眼皮的第二大具有人气的整形术。一般18岁左右，鼻骨发育基本定型，就可以进行隆鼻手术。需要接受整形手术的鼻子种类很多，主要包括鼻梁损伤、鼻梁扁平、鼻梁过高、鼻头过大、鼻头过低，鹰勾鼻或者外伤造成鼻子歪斜等。隆鼻术是因为在鼻骨与鼻背软骨组织之间进行，因此不会影响鼻腔的生理功能，更不会出现如鼻炎、鼻塞、流涕、嗅觉改变等情况。

코 수술(융비술)은 쌍꺼풀 수술 다음으로 많이 행해지는 시술이다. 18세 즈음 코뼈가 기본적으로 자리잡고 나면 코 성형을 받을 수 있다. 시술이 필요한 코 종류는 다양한데 무너진 코(콧대 손상), 납작한 코, 콧대가 너무 높거나 콧날이 너무 크거나 낮은 코, 매부리코 혹은 외부의 충격으로 휘어진 코 등이 모두 포함된다. 융비술은 코뼈와 콧등의 연골조직 사이에서 이루어지기 때문에 비강의 생리적 기능에 영향을 미치지 않는다. 또한 비염, 코 막힘, 콧물흐름, 후각기능 변화 등의 문제가 발생하지 않는다.

隆鼻的伤口在鼻孔内侧。从手术完后缝合到拆线，大约需要一个礼拜，伤口好就可以拆线，但这不代表鼻梁内的伤口也完全好了。真正要完全好大约需要3个月以上的时间。隆鼻完后隔天会开始肿胀和淤青，所以需要冰敷来消肿，依个人体质不同消肿程度也不同，大约是5-7天左右。

융비술 상처는 콧구멍 안쪽에 있다. 수술 후 봉합부터 실밥 제거까지 약 1주일의 시간이 걸린다. 상처만 아물면 바로 실밥 제거가 가능하지만, 이는 콧대의 상처가 다 아물었다는 뜻은 아니다. 시술 후 완전히 교정되기까지 약 3개월 정도의 시간이 필요하다. 시술 후 다음날부터 붓거나 멍이 들 수 있기 때문에 얼음찜질로 부기를 가라앉혀야 한다. 개인의 체질에 따라 부기가 가라앉는 정도가 다를 수 있으나 약 5일~7일정도면 가라앉는다.

단어풀이 02-1.mp3

隆鼻	lóngbí	코성형,융비술
鼻骨	bígǔ	코뼈
鼻梁	bíliáng	콧대
鼻头	bítóu	콧날
鼻翼	bíyì	콧날개, 콧방울, 콧볼
鹰勾鼻	yīnggōubí	매부리코
鼻背	bíbèi	콧등
鼻炎	bíyán	비염
鼻塞	bísè, bísāi	코막힘
鼻腔	bíqiāng	비강
嗅觉	xiùjué	후각
鼻孔	bíkǒng	콧구멍
缝合	fénghé	봉합,봉합하다
拆线	chāixiàn	실밥제거
伤口	shāngkǒu	상처
淤青	yūqīng	어혈, 멍
冰敷	bīngfū	얼음 찜질
消肿	xiāozhǒng	부기를 가라앉히다
注射隆鼻	zhùshèlóngbí	코 필러
玻尿酸注射隆鼻	bōniàosuān zhùshèlóngbí	히아루론산 필러
隆鼻假体	lóngbíjiǎtǐ	보형물
过敏	guòmǐn	알러지
症状	zhèngzhuàng	증상
预防针	yùfángzhēn	예방주사

표현 익히기

隆鼻手术仅次于双眼皮手术
lóngbí shǒushù jǐncìyú shuāngyǎnpí shǒushù
융비술은 쌍꺼풀 수술 다음으로 (많이) 하는 수술이다.

鼻梁扁平
bíliáng biǎnpíng
콧대가 평평하고 납작하다

外伤造成鼻子歪斜
wàishāng zàochéng bízi wāixié
외부충격으로 코가 휘다

鼻骨与鼻背软骨组织之间进行
bígǔyú bíbèi ruǎngǔzǔzhī zhījiān jìnxíng
코뼈와 콧등연골조직 사이에서 행해진다

鼻腔的生理功能
bíqiāngde shēnglǐ gōngnéng
비강의 생리적 기능

鼻炎、鼻塞、流涕、嗅觉改变
bíyán、bísāi、liútì、xioùjué gǎibiàn
비염, 코막힘, 콧물흐름, 후각 변화

效果保持时间短
xiàoguǒ bǎochí shíjiān duǎn
효과가 유지되는 시간이 짧다

隔天会开始肿胀和淤青
gétiān huì kāishǐ zhǒngzhàng hé yūqīng
다음날 부어 오르거나 멍이 들다.

需要冰敷来消肿
xūyào bīngfū lái xiāozhǒng
얼음 찜질로 부기를 가라앉히다

依个人体质不同消肿程度也不同
yī gèréntǐzhì bùtóng xiāozhǒng chéngdù yě bùtóng
개인의 체질에 따라 부기가 가라앉는 정도 역시 다르다

疼痛度跟打预防针感觉差不多。
téngtòngdù gēn dǎ yùfángzhēn gǎnjué chàbùduō
통증은 (예방)주사 맞는 느낌과 비슷하다

자주나오는 질문

隆鼻是普遍的整形术吗?
융비술은 일반적인 성형수술입니까?

隆鼻手术的适合年龄?
융비술을 받기 적합한 나이는?

鹰勾鼻也能整形吗?
매부리코도 수술 가능합니까?

造成鼻子歪斜的原因是什么?
코가 휘어지는 이유는 무엇입니까?

隆鼻术是怎么进行的?
융비술은 어떻게 진행됩니까?

隆鼻术会影响鼻腔的生理功能吗?
융비술이 비강의 생리적 기능에 영향을 미칠까요?

隆鼻会出现鼻炎、鼻塞、流鼻涕吗?
시술 후 비염, 코 막힘, 콧물 흐름이 생길까요?

隆鼻后隔天会有什么症状出现?
시술 후 다음날 어떤 증상이 있습니까?

隆鼻后需要冰敷来消肿吗?
시술 후 얼음찜질로 부기를 가라앉혀야 합니까?

个人体质不同消肿程度也不同吗?
개인의 체질에 따라 부기가 가라앉는 정도도 다릅니까?

注射隆鼻效果可以保持多久?
코 필러 효과는 얼마나 지속될까요?

통역연습 02-2.mp3

통역브리프

28세의 중국인 리리는 북경에서 한국 친구 소개로 강남 압구정동의 한 성형외과에서 코 성형수술을 하고자 한국에 왔다. 수술을 앞두고 의사와 만나 상담하는 내용이다.

의사	코 성형을 하시려고요?	您是想做隆鼻手术吗?
환자	是的。我的鼻梁太扁，不漂亮。最近最普遍的隆鼻手术是什么?	그렇습니다. 제 콧대가 너무 낮아서 코가 예쁘지 않습니다. 요즘 가장 일반적인 코 성형술이 무엇이죠?
의사	히아루론산 필러법이 최근 많이 행해지는 코 성형시술법입니다. 시술법이 간단하지만 효과유지 시간이 비교적 짧아요.	玻尿酸注射隆鼻是目前较常用的注射隆鼻方法，操作简单，但是效果保持时间较短。
환자	注射隆鼻效果可以保持多久?	코필러 효과는 얼마나 지속되죠?
의사	한번 시술 받으시면 6개월에서 1년까지 효과가 지속됩니다. 만약 장기간의 효과를 생각하신다면 보형물 시술도 있습니다. 수술 후 코 모양이 자연스럽고 예뻐요. 효과도 오래 지속되고요.	注射一次效果保持6到12个月，若考虑长久性,可以做假体隆鼻手术，术后鼻型自然美观，效果更为持久。
환자	我鼻子过敏。隆鼻手术后会不会更严重?	제가 (코에) 알러지가 있어요. 수술 후 (알러지 증상이) 더 심해질까요?
의사	비강의 생리적 기능에는 아무 영향을 미치지 않아요. 비염, 코 막힘, 콧물흐름, 후각 변화 같은 현상도 생기지 않습니다.	不会影响鼻腔的生理功能，更不会出现鼻炎、鼻塞、流涕、嗅觉改变等情况。

환자	手术完后到恢复期，需要多长时间？	수술 후 회복되기까지 얼마나 걸릴까요?
의사	수술 후 봉합부터 실밥 제거까지 약 1주일이면 됩니다. 완전히 교정되기까지는 약 3개월 이상의 시간이 걸리지요.	从手术完后缝合到拆线，大约需要一个礼拜，可是真正要完全好大约需要3个月以上的时间。
환자	手术后会有什么症状出现？	수술 후 어떤 증상이 생기죠?
의사	코 수술 후 다음날부터 부기와 멍이 생길 수 있습니다. 그러니 얼음찜질로 부기를 가라앉히세요. 개인의 체질에 따라 부기가 가라 앉는 정도도 다르지만 보통 5일에서 7일정도 걸립니다.	隆鼻完后隔天会开始肿胀和淤青，所以需要冰敷来消肿，依个人体质不同消肿程度也不同，大约是5-7天左右。
환자	做隆鼻手术需要多长时间？	코 수술을 받는데 시간이 얼마나 걸릴까요?
의사	전체 수술 시간은 10분도 채 되지 않아요. 통증도 주사 맞는 느낌 정도입니다.	整个隆鼻的时间不到10分钟，疼痛度跟打预防针感觉差不多。

기본 지식 2

目前国际流行的隆鼻假体很多，自体耳软骨由于来源于自己本身，没有排异反应，移植后软骨与鼻骨融为一体。还有一些是与人类的骨骼十分相似的一种高科技仿生组织，无过敏、不透光，植入后，能与鼻骨完美融合，不会发生以前使用硅胶假体时常见的隆鼻后假体下移的问题。

현재 세계적으로 널리 이용되는 융비 보형물들이 많다. 자가 연골은 자신의 연골을 사용하기 때문에 거부반응 없이, 이식 후 연골과 코뼈가 자연스럽게 융합된다. 또 인간의 뼈와 굉장히 비슷한 하이테크 인공 생체조직도 있다. 알러지반응이나 투광 문제 없이 이식 후, 코뼈와 완벽하게 친화되며 과거 실리콘 보형물 삽입 후 자주 발생하던 보형물처짐 문제 역시 나타나지 않는다.

在术前，先冰敷10分钟后，进行全面消毒。针对患者需要手术的鼻部划线，确定注射点，然后开始实施注射隆鼻，这样，就可以进行成型了。此后医生按摩挤压注射部位，捏出理想的鼻型。隆鼻术后，切口处避免碰水，术后应用抗生素5天，5-7天拆线；术后会出现局部水肿，第四天开始逐渐消退，最好不要佩戴眼镜，鼻部有时会出现发紧和胀痛的感觉，1-2个月左右会消失。

시술 전, 우선 10분간 얼음 찜질 후 전체적으로 소독한다. 환자에게 알맞는 시술 할 코 부위를 선으로 표시하고 삽입점을 확정한 뒤 코 필러를 삽입한다. 이렇게 하면 모양이 잡힌다. 그 다음 의사는 삽입부위를 마사지하듯 눌러 원하는 코 모양을 잡아나간다. 수술 후, 절개 부위에 물이 닿지 않도록 주의하고, 수술 후 5일 동안 항생제를 복용하여야 한다. 5일~7일 후 실밥을 제거한다. 수술 후 부분적으로 부종이 발생할 수 있으나 4일째부터 점차 가라앉기 시작한다. 되도록 안경을 착용하지 않는 것이 좋다. 코에 당김현상이나 팽창통이 발생할 수 있으나 1~2개월 후 사라진다.

단어풀이 02-3.mp3

自体耳软骨	zìtǐ'ěrruǎngǔ	자가연골
来源	láiyuán	~에서 나오다
排异反应	páiyìfǎnyìng	거부반응
移植	yízhí	이식, 이식하다
融为一体	róngwéiyītǐ	융합되다, 합쳐지다
骨骼	gǔgé	골격
十分相似	shífēnxiāngsì	굉장히 비슷하다
高科技	gāokējì	하이테크
不透光	bútòuguāng	투광되지 않는다
硅胶	guījiāo	실리콘
实施	shíshī	실시하다
成型	chéngxíng	모양이 갖추어지다
挤压	jǐyā	누르다
仿生组织	fǎngshēngzǔzhī	인공생체조직
捏出	niēchū	손으로 잡다
鼻型	bíxíng	코 모양
切口处	qiēkǒuchù	절개부분
避免	bìmiǎn	피하다
抗生素	kàngshēngsù	항생제
局部	júbù	국부, 부분
水肿	shuǐzhǒng	부종
佩戴眼镜	pèidài yǎnjìng	안경을 착용하다
发紧	fājǐn	당기다
胀痛	zhàngtòng	팽창통
修复	xiūfù	복원하다
进行改观	jìngxíng gǎiguān	모습을 바꾸다
令人满意	lìngrén mǎnyì	만족시키다
歪斜	wāixié	휘어지다
矫正	jiǎozhèng	교정하다
尽量	jǐnliàng	최대한
剧烈活动	jùliè huódòng	격렬한 활동

碰撞	pèngzhuàng	부딪히다
位置移动	wèizhì yídòng	위치이동
饮食方面	yǐnshí fāngmiàn	음식방면
辛辣海鲜	xīnlà hǎixiān	매운 해산물
烟酒	yānjiǔ	음주와 흡연
刺激食物	cìjīshíwù	자극적인 음식
及时	jíshí	즉시
检查	jiǎnchá	검사하다
取出	qǔchū	꺼내다
修复	xiūfù	재수술

표현 익히기

国际流行的隆鼻假体很多
guójìliúxíngde lóngbíjiǎtǐ hěnduō
세계적으로 널리 이용되는 보형물이 많다

自体耳软骨来源于自己
zìtǐ'ěrruǎngǔ láiyuányú zìjǐ
자가연골은 본인의 것이다

没有排异反应
méiyǒu páiyìfǎnyìng
거부반응이 없다

软骨与鼻骨融为一体
ruǎngǔ yú bígǔ róngwéiyītǐ
연골과 코뼈가 함께 융합되다

与人类的骨骼十分相似
yú rénlèide gǔgé shífēnxiāngsì
인간의 뼈와 매우 비슷하다

一种高科技仿生组织
yīzhǒng gāokējì fǎngshēngzǔzhī
하이테크 인공생체조직

硅胶假体下移
guījiāo jiǎtǐ xiàyí
실리콘 보형물이 처지다

医生按摩挤压注射部位
yīshēng ànmó jǐyā zhùshè bùwèi
의사는 마사지하며 삽입부위를 누른다

捏出理想的鼻型
niēchū lǐxiǎngde bíxíng
원하는 코모양을 잡아나간다

切口处避免碰水
qiēkǒuchù bìmiǎn pèngshuǐ
절개부위에 물이 닿는 것을 피한다

最好不要佩戴眼镜
zuìhǎobùyào pèidài yǎnjìng
되도록 안경을 착용하지 않는 것이 좋다

鼻部出现发紧和胀痛的感觉
bíbù chūxiàn fājǐn hé zhàngtòngde gǎnjué
코에 당김현상이나 팽창통이 느껴지다

隆鼻假体放置歪斜
lóngbí jiǎtǐ fàngzhì wāixié
융비보형물이 비뚤어지다

少吃辛辣海鲜烟酒刺激食物
shǎochī xīnlà hǎixiān yānjiǔ cìjīshíwù
매운 해산물, 자극적인 음식을 적게 섭취하고 음주와 흡연을 삼간다

자주나오는 질문

自体耳软骨为什么没有排异反应?
자가연골은 왜 거부반응이 일어나지 않습니까?

软骨移植后能与鼻骨融为一体吗?
연골 이식 후 코뼈와 융합됩니까?

植入高科技隆鼻假体没有过敏现象吗?
하이테크 융비보형물 삽입 후 알러지 반응이 일어납니까?

硅胶假体会出现假体下移的现象吗?
실리콘 보형물은 보형물 처짐현상이 일어납니까?

为什么隆鼻前需要鼻部划线?
융비술 전, 왜 코 부위에 선을 표시합니까?

隆鼻后，切口处要避免碰水吗?
시술 후, 절개부위에 물이 닿는 것을 주의해야 합니까?

术后需要用抗生素吗?
시술 후, 항생제를 복용해야 합니까?

术后出现局部水肿怎么办?
시술 후, 부분적인 부종이 생겼을 때 어떻게 해야 합니까?

术后要不要佩戴眼镜?
시술 후, 안경을 착용해도 합니까?

术后鼻部会出现发紧和胀痛的感觉吗?
시술 후 코부위에 당김현상이나 팽창통이 있습니까?

통역연습 02-4.mp3

통역브리프

28세의 중국인 리리는 코 성형수술을 앞두고 수술 과정과 수술 후 주의 사항에 대해 의사와 상담 하는 내용이다.

환자	我想注射跟人的骨骼相似的隆鼻假体。无过敏、不透光，能与鼻骨完全融合的。	인간의 뼈와 비슷한 보형물을 삽입하고 싶은데요. 알러지 반응, 투광문제가 발생하지 않고 코뼈와 자연스럽게 융합될 수 있는 보형물이요.

의사	네, 알겠습니다. 그렇다면 먼저 독소를 제거하도록 할께요	好的。那么，先进行消毒。
환자	隆鼻失败了如何修复?	수술이 잘못되면 어떻게 되돌리죠?
의사	코수술이 잘못되면 모양을 다시 바꿀 수 있습니다. 환자분께서 코 모양에 만족하실 수 있도록요.	隆鼻整形失败了可以进行改观，让鼻子达到令人满意的程度。
환자	为什么会失败? 失败的原因是什么?	무엇 때문에 잘못될 수 있죠? 이유가 무엇인가요?
의사	수술이 잘못될 수 있는 이유로 두 가지가 있는데요. 첫째는 환자본인의 코뼈가 휘어져 있는 경우이고, 둘째는 보형물의 위치가 비뚤어지게 놓이는 경우입니다. 만약 심각한 정도가 아니라면 즉시 바르게 교정할 수 있고, 상태가 심각하다면 재수술을 통해서 모양을 바꿀 수 있습니다.	失败的原因可能有两个,一是你自己本身鼻骨的歪斜,二是隆鼻假体放置歪斜。如果程度不重，可以很快就矫正过来，如果程度严重，通过再次手术的方式也是可以改善的。
환자	隆鼻后注意事项是什么?	수술 후 주의사항은 무엇인가요?
의사	수술 후 격렬한 활동은 삼가시고, 부딪히지 않도록 하셔서 보형물의 위치 이동을 방지하세요.	术后早期尽量减少剧烈活动，避免碰撞，防止假体位置移动。
환자	饮食方面需要注意什么?	음식과 관련해서 주의할 것은요?
의사	매운 해산물, 자극적인 음식과 음주, 흡연을 삼가세요. 어떤 환자분들은 시술 후 거부반응이 나타날 수 있습니다. 그럴 때는 즉시 병원에 오셔서 검사 받으시고 필요하다면 삽입된 보형물을 제거해야 합니다.	少吃辛辣海鲜烟酒刺激食物。有个别患者隆鼻后可能会出现排异反应，如果有这样的情况应及时到医院检查，必要时取出隆鼻假体。
환자	谢谢。	알겠습니다. 감사합니다.

연습문제

1. 비강의 생리기능이 아닌 것은?

1) 鼻炎　　2) 鼻塞
3) 流涕　　4) 鹰勾鼻

2. 알맞은 단어를 보기에서 고르세요.

鼻梁扁平、鼻梁过高、鼻头过低、鼻子歪斜

1) 콧대가 너무 높다
2) 콧날이 너무 낮다
3) 코가 삐뚤어졌다
4) 콧대가 납작하다

3. 다음 문장을 듣고 본문 내용과 맞는 것은 (○), 틀린 것은 (×)를 하세요. 02-5.mp3

1) 隆鼻术是最普遍的整形术。(　)
2) 隆鼻会影响鼻腔的生理功能。(　)
3) 隆鼻后会出现嗅觉改变的情况吗？(　)
4) 隆鼻术是在鼻骨与鼻腔软骨组织之间进行。(　)
5) 鼻梁损伤可以做隆鼻手术。(　)
7) 隆鼻后隔天会出现淤青。(　)
8) 隆鼻后冰敷可以消肿。(　)
9) 隆鼻后每个人的肿胀程度不同。(　)

4. 다음 자가연골의 특징이 아닌 것은?

1) 有排异反应
2) 来源于自己本身
3) 移植后与鼻骨融为一体

5. 사람의 골격과 유사한 인공생체조직의 특징이 아닌 것은?

1) 无过敏
2) 不透光
3) 与鼻骨完美融合
4) 常见假体下移问题

6. 다음은 코성형의 순서입니다. 순서대로 고르세요.

1) 注射隆鼻
2) 鼻部划线
3) 医生按摩挤压注射部位
4) 进行全面消毒
5) 捏出理想的鼻型

7. 다음 문장을 듣고 본문 내용과 맞는 것은 (○),틀린 것은 (×)를 하세요. 02-6.mp3

1) 目前国际流行的隆鼻假体不多。(　)
2) 有些隆鼻假体与人类的骨骼十分相似（　）
3) 隆鼻术后，切口处可以碰水。(　)
4) 隆鼻术后5-7天可以拆线。(　)
5) 隆鼻后可以佩戴眼镜。(　)
6) 隆鼻后鼻部会出现发紧和胀痛（　）
7) 隆鼻整形失败了不可以进行改观。(　)
8) 隆鼻失败程度不重，可以矫正。(　)
9) 隆鼻失败程度严重，不可以再次手术。(　)
10) 隆鼻后可以烟酒。(　)

학습정리

코성형의 적정연령: 一般18岁左右

코성형을 할 수 있는 코의 종류

鼻梁损伤、鼻梁扁平、鼻梁过高、鼻头过大、鼻头过低，鹰勾鼻、鼻子歪斜

비강의 생리적 기능: 鼻炎、鼻塞、流涕、嗅觉改变

코성형 보형물 및 특징

1) **自体耳软骨:**

(1) 来源于自己本身
(2) 没有排异反应
(3) 移植后与鼻骨融为一体。

2) **与人类的骨骼十分相似的高科技仿生组织:**

(1) 无过敏
(2) 不透光
(3) 植入后与鼻骨完美融合。

코성형의 수술과정

(1) 进行全面消毒
(2) 鼻部划线
(3) 注射隆鼻
(4) 医生按摩挤压注射部位
(5) 捏出理想的鼻型

코성형 후 주의 사항

(1) 切口处避免碰水
(2) 用抗生素5天
- 不要佩戴眼镜
- 减少剧烈活动
- 少吃辛辣海鲜烟酒刺激食物。

3과_

성형

가슴성형 隆胸

학습내용

가슴성형의 종류, 준비사항 및 수술과정, 수술 후 주의사항.

학습목표

보형물을 이용한 가슴성형과 자가지방 가슴성형에 대한 전문지식과 전문용어 그리고 그에 따른 장단점을 비교하여 가슴성형에 대한 지식을 익힌다.

기본 지식 1

从20世纪60年代开始兴起的假体隆胸术，到现在已有了50多年的发展史，手术安全，效果良好。最普遍的隆胸手术有下列两种。

1960년대 보형물을 이용한 가슴확대 수술이 시작된 후, 현재까지 약 50년의 발전역사를 가지고 있으며, 안전하고 효과도 매우 좋습니다. 가장 보편적인 가슴확대수술은 다음과 같은 두 종류입니다.

一、假体隆胸手术:

假体隆胸手术采用安全性极高的假体材料，没有任何毒性副作用，可长久在人体内存留，如果遇到其它情况,可以**完整地**取出材料。一般乳房偏小、萎缩下垂的人适合做假体植入的方法，塑形效果相当理想，术后乳房达到外形自然，丰满的完美效果。

1. 보형물 삽입형 가슴 확대 수술

보형물을 삽입하는 가슴확대 수술은 안전성이 높은 보형물 재료를 이용합니다. 따라서 어떤 부작용도 일으키지 않고, 오랫동안 인체 내에 남아 있을 수 있습니다. 만약 문제가 발생했을 경우, 그 보형물을 깨끗하게 꺼낼 수 있습니다. 일반적으로 지나치게 작거나 혹은 위축되어 처진 가슴을 가진 사람에게 보형물 삽입형 가슴확대 수술이 적합하며 그 성형효과도 상당히 만족스러운 수준입니다. 수술 후, 외관상 자연스럽고 풍성한 유방을 가질 수 있습니다.

二、自体脂肪隆胸手术:

自体脂肪隆胸手术是一种吸脂减肥和隆胸同时进行的一举两得的美容手术，是将脂肪容易堆积的腹部、腰部、臀部、腿部的脂肪颗粒提取出来，注射到乳房里，使之丰满起来的隆胸方法。其优点是简单易行、安全、创口小、恢复快、无切口、不留疤痕。但只有部分脂肪颗粒会被吸收，所以需要多次移植才能达到理想的效果。

2. 자가 지방을 이용한 가슴 확대 수술

자가 지방을 이용한 가슴 확대 수술은 지방 흡입을 통한 다이어트 효과와 가슴 확대 효과를 모두 얻을 수 있는 일석이조의 성형수술법입니다. 지방이 쉽게 쌓인 복부, 허리부분, 둔부, 허벅지 부분의 지방을 흡입하여 이를 유방에 삽입함으로써 가슴을 풍만하게 만드는 수술법입니다. 시술이 간단하고 안전하며 흉터 부위가 작은 점과 빠른 회복, 절개부분이 없고, 흉터가 남지 않는 것이 장점입니다. 그러나 지방입자가 일부분 흡수되므로 여러 차례 주입해야 원하는 효과를 얻을 수 있습니다.

단어풀이 03-1.mp3

假体隆胸	jiǎtǐ lóngxiōng	보형물을 이용한 가슴확대수술
假体材料	jiǎtǐ cáiliào	보형물 재료
存留	cúnliú	남겨두다
取出	qǔchū	꺼내다
乳房	rǔfáng	유방
偏小	piānxiǎo	너무 작다
萎缩下垂	wěisuō xiàchuí	위축되어 아래로 처지다
假体植入	jiǎtǐ zhírù	보형물 삽입
塑形	sùxíng	모양을 만들다
丰满	fēngmǎn	풍만하다
自体脂肪隆胸手术	zìtǐ zhīfáng lóngxiōng shǒushù	자신의 지방을 이용한 가슴확대수술
一举两得	yìjǔliǎngdé	일석이조, 일거양득
吸脂减肥	xīzhī jiǎnféi	지방흡입을 통한 다이어트
隆胸	lóngxiōng	유방 융기, 가슴 확대
堆积	duījī	쌓이다
腹部	fùbù	복부
腰部	yāobù	허리부분
臀部	túnbù	둔부, 엉덩이 부분
腿部	tuǐbù	허벅지 부분
脂肪颗粒	zhīfáng kēlì	지방 입자
简单易行	jiǎndān yìxíng	간단해서 쉽게 행하다
创口	chuāngkǒu	상처
切口	qiēkǒu	절개 부분, 수술 부분
瘢痕	bānhén	흉터
扁	biǎn	평평하다, 납작하다

发育不佳	fāyù bùjiā	발육 부진
不对称	búduìchèn	비대칭
哺乳	bǔrǔ	젖을 먹이다
植入	zhírù	이식하다, 삽입하다
脂肪堆积	zhīfáng duījī	지방이 쌓이다
注射	zhùshè	주입하다
移植	yízhí	이식하다
化验检查	huàyàn jiǎnchá	화학 검사
传染性疾病	chuánrǎnxìng jíbìng	전염성 질병
妊娠期间	rènshēn qījiān	임신기간
提倡	tíchàng	제창하다

표현 익히기

假体隆胸手术安全、效果良好
jiǎtǐ lóngxiōng shoushu ānquán xiàogǔo liánghǎo
보형물 가슴성형술은 안전하고 효과적입니다.

采用安全性极高的假体材料
cǎiyòng ānquánxìng jígāode jiǎtǐ cáiliào
안전성이 매우 높은 보형물 재료를 이용하다

乳房偏小、萎缩下垂
rǔfáng piānxiǎo、wěisuō xiàchuí
유방이 너무 작거나 위축되어 아래로 처지다

塑形效果相当理想
sùxíng xiàoguǒ xiāngdāng lǐxiǎng
성형효과가 상당히 만족스럽다

丰满的完美效果
fēngmǎnde wánměi xiàoguǒ
유방이 풍만해지는 효과

一举两得的吸脂减肥
yìjǔliǎngdé de xīzhī jiǎnféi
일석이조 효과인 지방 흡입 다이어트

从腹部、腰部、臀部、腿部吸出脂肪
cóng fùbù、yāobù、túnbù、tuǐbù xīchū zhīfáng
복부, 허리부분, 둔부, 허벅지 부분에서 지방을 흡수하다

手术前提是身体状况良好
shǒushù qiántí shì shēntǐzhuàngkuàng liánghǎo
수술을 받기 위한 전제조건은 건강한 신체입니다.

化验检查等结果正常
huàyàn jiǎnchá děng jiéguǒ zhèngcháng
화학 검사 등의 결과가 정상이다

妊娠期不提倡进行隆胸整形手术
rènshēnqī bùtíchàng jìnxíng lóngrǔ zhěngxíng shǒushù
임신기간 중에는 가슴확대 수술을 권하지 않는다.

자주나오는 질문

最普遍的隆胸手术有几种?
가장 보편적인 가슴확대 수술로 몇 종류가 있습니까?

假体材料可长久在人体内存留吗?
보형물 재료는 오랫동안 몸 안에 남아 있을 수 있습니까?

乳房偏小隆胸后塑形效果理想吗?
유방이 너무 작은 경우, 가슴확대 수술 후 성형효과가 만족스럽습니까?

乳房又扁又小可以做隆胸手术吗?
유방이 평평하고 또 작은데 가슴 확대 수술을 받을 수 있습니까?

哺乳后乳房下垂也可以进行隆胸手术吗?
수유를 한 후 가슴이 처졌는데 가슴 확대 수술을 받을 수 있습니까?

假体隆胸手术是什么样的手术?
보형물 삽입형 가슴확대 수술은 어떤 수술입니까?

自体脂肪隆胸手术需要移植多少次脂肪?
자가 지방을 이용한 가슴확대 수술은 몇 번이나 지방을 삽입해야 합니까?

隆胸整形手术有条件限制吗?
가슴 확대 수술을 받기 위한 조건제한이 있습니까?

进行隆胸整形手术的前提是什么?
가슴 확대 수술을 받기 위한 전제 조건이 무엇입니까?

통역연습 03-2.mp3

통역브리프

28세의 중국인 리리는 북경에서 한국 친구 소개로 강남 압구정동의 한 성형외과에서 가슴 성형수술을 하고자 한국에 왔다. 수술을 앞두고 의사와 만나 상담하는 내용이다.

의사	안녕하세요, 앉으세요.	您好！请坐。
환자	我想做隆胸手术。因为我的乳房又扁又小，不对称。我可以做手术吗?	가슴 확대 수술을 받고 싶은 데요, 제 가슴이 너무 평평하게 작고 비대칭이거든요. 수술 받을 수 있을까요?
의사	여성분들의 가슴 발육이 나쁘거나 모양이 좋지 않거나 비대칭인 경우, 또 수유 후 가슴이 아래로 처졌을 때 모두 수술이 가능합니다.	女性乳房发育不佳，形态不良，不对称，哺乳后乳房下垂等都可以进行隆胸手术。
환자	那我可以做什么样的手术?	그럼 저는 어떤 수술을 받을 수 있나요?
의사	요즘 가장 보편적인 가슴확대 수술로 두 가지가 있는데, 하나는 보형물 삽입형 수술이고, 다른 하나는 자가 지방 이식형 수술입니다.	最近最普遍的隆胸手术有两种。一种是假体隆胸手术。另一种是自体脂肪隆胸手术。

환자	什么叫假体隆胸手术?	보형물 삽입형 가슴 확대 수술은 무엇인가요?
의사	보형물 삽입형 수술은 보형물 재료를 가슴에 삽입하는 방법인데요. 어떠한 부작용도 일으키지 않는 안전하고 믿을 수 있는 재료들입니다.	假体隆胸手术是把假体材料植入到乳房的一种方法。材料几乎没有什么副作用，安全可靠。
환자	万一有什么情况发生，那么，要怎么办?	만약 무슨 일이 생기면, 어떻게 해야 되죠?
의사	만약 다른 문제가 발생하면, 그 보형물을 바로 빼낼 수 있습니다.	如果遇到什么情况，就可以把材料取出来。
환자	那么，另一种隆胸手术是什么样的手术?	그럼 또 다른 가슴 확대 수술은 어떤 수술이죠?
의사	또 다른 수술은 자가지방 이식 수술이라고 합니다. 자신의 신체 내 쌓여있던 지방을 흡입해서 가슴으로 삽입하는 방법입니다. 자신의 지방을 사용하기 때문에 안전하고 또 시술법도 간단해요. 하지만 한가지 유일한 단점이 지방 입자가 일부분 흡수되기 때문에 여러 번 주입을 해야 한다는 점이죠.	另一种隆胸手术叫自体脂肪隆胸手术。因为是从自己体内吸出脂肪，简单安全。抽出脂肪后，注射到乳房的方法。因为吸出自己体内的脂肪，简单安全。可是唯一的缺点是因为部分脂肪颗粒会被吸收，所以需要多次移植。
환자	隆胸整形手术适合所有的女性，那么，有手术条件的限制吗?	가슴확대 수술은 모든 여성이 받을 수 있는 수술인데, 그러면 수술 받기 위한 조건이 있나요?
의사	수술을 받기 위한 전제조건은 물론 건강한 신체입니다. 화학 검사결과가 정상이어야 하고, 만성질환이나 전염병을 앓아서도 안되고요. 일반적으로 임신기간이나 수유기간에 가슴 확대 수술을 받지 않는 것이 좋습니다.	当然进行手术的前提是身体状况良好，化验检查等结果正常，没有慢性或传染性疾病等。一般而言，妊娠期间和哺乳阶段不提倡进行隆胸整形手术。

기본 지식 2

隆胸手术的过程可分三个阶段。

가슴확대수술 과정은 다음과 같은 3단계를 거칩니다.

1. 术前: 除了先讨论乳房的形状和大小之外，医生在手术前首先要确认患者的身体是否健康。虽然隆胸手术是安全而可靠的，但手术是在麻醉下进行，所以存在危险性。医生会因感染、伤口不易愈合、药物过敏、有吸烟习惯等原因拒绝为您进行手术。

1. 수술 전: 먼저 유방의 모양이나 크기를 상의하는 것 말고도 의사는 수술 전 환자의 몸 건강상태를 체크해야 합니다. 비록 가슴확대수술은 안전하고 믿을 수 있는 수술이지만, 마취를 요하기 때문에 위험성이 존재합니다. 감염, 상처가 아무는 정도, 약물 알러지, 심지어 흡연까지 모두 의사가 수술을 거절할 수 있는 원인이 될 수 있습니다.

2. 术中: 医生将在局部麻醉下施行手术。手术可在乳房下皱褶处，乳晕周围或腋下皮肤做切口。如果切口在腋下，通常用一个内窥镜来扩大手术视野，在乳房下皱褶处切口有时也用内窥镜。

2. 수술 중: 의사는 국부 마취를 한 후 수술을 시작합니다. 유방 아래의 주름부위, 유륜 주변 혹은 겨드랑이 아래 피부를 절개합니다. 만약 겨드랑이 아래 부분을 절개할 경우, 일반적으로 내시경을 이용하여 수술 시야를 확보합니다. 유방 주름 부분을 절개 할 때도 내시경이 사용되는 경우가 있습니다.

3. 术后: 术后您可能会感到一点疲劳，乳房会有些肿胀和触痛，这种情况最多持续一个月。您还可能有乳房绷紧感这是因为皮肤要必须适应新的乳房大小。隆胸的效果不会马上显现出来，必须在乳房组织和胸肌(如果植物被放在胸肌下)适应了新的乳房形态后才显示出来。

3. 수술 후: 수술 후 환자는 약간의 피로감과 유방 부위의 부기 및 압통을 느낄 것입니다. 이러한 현상은 최대 한달간 지속될 수 있습니다. 환자는 유방부위가 조여오는 빼근한 느낌을 받을 수 있는데 이는 피부가 새로운 유방 크기에 적응해야 하기 때문입니다. 가슴 확대의 효과는 짧은 시간 내, 직접적으로 나타나지 않습니다. 유방조직과 가슴근육(가슴 근육에 보형물이 삽입되었을 경우)이

새로운 유방 모양에 적응하고 난 뒤 그 효과가 나타납니다.

단어풀이 03-3.mp3

麻醉	mázuì	마취, 마취시키다
伤口愈合	shāngkǒu yùhé	상처가 아물다
皱褶	zhòuzhě	주름, 구김
乳晕周围	rǔyūn zhōuwéi	유륜 주변
腋下皮肤	yèxià pífū	겨드랑이 아래 피부
内窥镜	nèikuījìng	내시경
视野	shìyě	시야
肿胀	zhǒngzhàng	붓다, 부어오르다
触痛	chùtòng	압통, 닿았을 때의 통증
绷紧感	bēngjǐngǎn	조이는 느낌
胸肌	xiōngjī	가슴근육, 흉근
有讲究	yǒujiǎngjiu	신경 쓰다, 신중하게 생각하다.
胸大肌	xiōngdàjī	대흉근
乳腺组织	rǔxiàn zǔzhī	유선조직
生育	shēngyù	출산, 낳아 키우다
哺乳	bǔrǔ	젖을 주다, 수유하다
硅胶假体	guījiāo jiǎtǐ	실리콘 보형물
柔软	róuruǎn	부드러움
弹性	tánxìng	탄성
高品质	gāopǐnzhì	질이 높은
维持终生	wéichí zhōngshēng	평생동안 유지되다
因人而异	yīnrényì	사람에 따라(체질에 따라) 다르다
体力劳动	tǐlì láodòng	체력을 요하는 일
剧烈的	jùliède	격렬한

표현 익히기

乳房的形状和大小
rǔfángde xíngzhuàng hé dàxiǎo
유방모양과 크기

隆胸手术安全而可靠
lóngxiōng shǒushù ānquán ér kěkào
가슴확대수술은 안전하고 믿을 수 있다.

用内窥镜来扩大手术视野
yòng nèikuījìng lái kuòdà shǒushù shìyě
내시경을 이용하여 수술 시야를 넓힌다.

乳房会有些肿胀和触痛
rǔfáng huì yǒuxiē zhǒngzhàng hé chùtòng
유방이 부어 오르고 통증이 느껴질 것이다.

隆胸的效果不会马上直接显示出来
lóngxiōngde xiàoguǒ bùhuì mǎshàng zhíjiē xiǎnshì chūlai
가슴 확대 수술의 효과는 바로, 직접적으로 나타나지 않는다.

在局部麻醉下施行手术
zài júbù mázuìxià shíxíng shǒushù
국부 마취 후 수술을 실시하다

受术者的自身要没有任何疾病
shòushùzhěde zìshēn yào méiyǒu rènhé jibing
수술 받는 환자의 몸은 아무런 질병도 없어야 한다.

对生育和哺乳也没有影响
dui shēngyù hé bǔrǔ yě méiyǒu yǐngxiǎng
출산과 수유에 영향을 미치지 않는다.

硅胶假体是具有超柔软高品质的材料
guījiāo jiǎtǐ shì jùyǒu chāo róuruǎn gāopǐnzhìde cáiliào
실리콘 보형물은 가장 부드러운 질 높은 재료이다.

做太重的体力劳动
zuò tàizhòngde tǐlì láodòng
너무 많은 체력을 요하는 일을 하다

不要做剧烈的运动
búyào zuò jùliède yùndòng
격렬한 운동을 삼가해야한다

자주나오는 질문

隆胸手术前是否要确认身体健康?
가슴 확대 수술 전 몸 건강상태를 체크해야 하나요?

隆胸手术安全可靠吗?
가슴 확대 수술은 안전하고 믿을 수 있나요?

隆胸手术在局部麻醉下进行吗?
가슴 확대 수술은 국부 마취 후 실시하나요?

隆胸手术切口在哪里?
가슴 확대 수술의 절개 부분은 어디입니까?

隆胸对乳腺组织有破坏作用吗?
가슴 확대 수술은 유선조직을 손상시키나요?

隆胸对生育和哺乳有影响吗?
가슴 확대 수술은 출산과 수유에 영향을 미치나요?

硅胶假体可以长久留在人体吗?
실리콘 보형물은 오랫동안 몸 안에 남아있을 수 있나요?

硅胶假体是什么样的材料?
실리콘 보형물은 어떤 재료입니까?

手术需要多长时间? 恢复时间呢?
수술 시간은 얼마나 됩니까? 회복기간은요?

手术后要留意些什么?
수술 후 주의사항은 무엇입니까?

隆胸的效果会马上显示出来吗?
가슴 확대 수술 효과는 바로 나타나나요?

假体隆胸手术前要做哪些准备?
보형물 삽입형 가슴 확대 수술을 받기 전, 무엇을 준비해야 하나요?

통역연습 03-4.mp3

통역브리프

28세의 중국인 리리는 북경에서 한국 친구 소개로 강남 압구정동의 한 성형외과에서 가슴 성형수술을 하고자 한국에 왔다. 수술을 앞두고 의사와 만나 상담하는 내용이다.

환자	假体隆胸手术前要做哪些准备?	보형물 삽입형 가슴확대 수술 전 무엇을 준비해야 하나요?
의사	수술 전, 의사의 의견에 따라 건강 검진을 받으셔야 합니다. 수술을 받으시는 환자는 아무런 질병도 앓고 있어서는 안됩니다.	术前按照医生的建议检查体检，受术者的自身要没有任何疾病。
환자	隆胸手术会安全吗?	가슴 확대 수술은 안전한가요?
의사	보형물 삽입형 가슴확대 수술은 먼저 보형물을 삽입할 절개 부위를 신중하게 결정합니다. 일반적으로 가슴 근육에 삽입하는데, 유두나 유륜, 유선조직을 손상시키지 않습니다. 출산이나 수유에도 영향을 미치지 않습니다. 그래서 매우 안전하죠.	假体隆胸首先是植入假体的切口有讲究，一般放置在胸大肌上，对乳头乳晕、乳腺组织没有破坏作用，对生育和哺乳也没有影响，所以很安全。
환자	植入的假体材料是什么样的材料?	삽입하는 보형물로 어떤 재료들이 있나요?
의사	보형물은 일반적으로 실리콘 보형물을 사용합니다. 오랫동안 몸 안에 남아있어도 문제 되지 않고 부드럽고	假体材料通常是硅胶假体，它长期在人体内没问题，柔软富有弹性，受力之后能迅速恢复到原有形状。

	탄성이 좋죠. 압력을 받아도 원래 모양으로 빨리 돌아옵니다.	
환자	硅胶假体可以长久留在人体吗?	실리콘 보형물이 오랫동안 몸 안에 남아 있어도 괜찮나요?
의사	실리콘 보형물은 굉장히 부드럽고 질 좋은 재료입니다. 평생 동안 몸 안에 남아 있어도 문제 없어요. 수술 후 만족도도 높고요.	硅胶假体是具有超柔软高品质材料，可以在体内维持终生。手术满意度很高。
환자	手术需要多长时间? 恢复时间呢?	수술시간은 얼마나 됩니까? 회복기간은요?
의사	수술시간은 일반적으로 1시간~2시간입니다. 회복기간은 사람에 따라 다르고요. 일반적으로 수술 후 3일이면 정상적으로 생활 할 수 있습니다.	手术时间通常是1－2个小时。恢复时间因人而异，一般都在手术后三天就可以恢复正常的生活。
환자	手术后要留意些什么?	수술 후 주의사항은 무엇인가요?
의사	너무 강한 체력을 요하는 일이나 격렬한 운동은 삼가세요.	不要做太重的体力劳动，或进行太剧烈的运动。

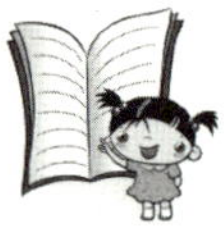

연습문제

1. 다음 설명을 듣고 본문 내용과 알맞은 문장은 (○), 틀린 문장은 (×)표 하세요. 03-5.mp3

1) 植入假体材料的隆胸手术叫自体脂肪隆胸手术吗？(　　)
2) 乳房下垂的人不适合做隆胸手术。(　　)
3) 吸出来的脂肪颗粒，注射到乳房里叫自体脂肪隆胸手术。(　　)
4) 把臀部脂肪注射到乳房叫假体隆胸手术。(　　)
5) 假体隆胸手术安全，但要移植多次脂肪。(　　)

2. 다음 가슴성형을 할 수 없는 상황은?

1) 乳房发育不佳　　2) 形态优良
3) 不对称　　4) 乳房下垂

3. 자가지방을 추출하는 부위가 아닌 곳은?

1) 腹部　　2) 腰部
3) 臀部　　4) 背部

4. 가슴성형 전 전제되어야 할 것은?

1) 身体状况良好　　2) 妊娠期间
3) 哺乳期间

5. 다음 설명을 듣고 본문 내용과 알맞은 문장은 (○), 틀린 문장은 (×)표 하세요. 03-6.mp3

1) 隆胸术前患者的身体要健康。(　　)
2) 隆胸手术在局部麻醉下进行手术。(　　)
3) 隆胸手术不存在危险性。(　　)
4) 隆胸手术在腋下皮肤做切口。(　　)
5) 手术时利用内窥镜来做手术。(　　)

6. 가슴성형 후 나타나는 증상이 아닌 것은?

1) 感觉到一点疲劳
2) 乳房有肿胀和触痛
3) 乳房有绷紧感
4) 乳房有麻醉感

7. 실리콘 보형물의 특징이 아닌 것은?

1) 长期在人体内
2) 柔软
3) 有弹性
4) 受力后不能迅速恢复原状。

8. 수술 후 주의해야 할 사항은?

1) 做太重的体力劳动
2) 进行剧烈的运动
3) 多休息

학습정리

1. 什么人适合做隆胸手术?

1) 女性乳房形态不良
2) 不对称
3) 哺乳后乳房下垂

2. 最普遍的隆胸手术有两种。

1) 假体隆胸手术: 假体隆胸手术是把安全性极高的假体材料植入到乳房内。
2) 自体脂肪隆胸手术: 是一种一举两得的吸脂减肥和隆乳同时进行的美容手术，脂肪颗粒部分被吸收，需要多次移植。

注意事项: 进行手术的前提是身体状况良好.
妊娠期间和哺乳阶段不提倡进行隆胸整形手术。

1) 术前

讨论乳房的形状和大小之外, 医生首先要确认患者的身体是否健康。

2) 术后

感觉到一点疲劳
乳房会有些肿胀和触痛

3) 植入的假体材料

通常是硅胶假体；柔软富有弹性，受力后能迅速恢复原状。

4) 手术需要多长时间? 恢复时间呢?

手术时间通常是1－2个小时。一般都在手术后三天就可以恢复正常生活。

5) 手术后要留意些什么?

不要做太重的体力劳动，或进行太剧烈的运动。

4과_ 복습

학습내용

1과에서 3과까지의 성형(쌍꺼풀, 코성형, 가슴성형)내용을 듣기 연습과 문제풀기를 통해 재 학습한다.

학습목표

쌍꺼풀, 코, 가슴 성형의 핵심내용을 재정리하고 부정확한 내용을 더 확실하게 학습하도록 하는데 목표를 둔다.

1. 다음 내용을 듣고 아래 질문에 대답하세요. 04-1.mp3

整容手术中最普遍的是双眼皮手术。双眼皮手术有下面两种。

1. **埋线法:** 埋线法是在上眼睑先做小孔，用缝线缝一道线，手术简便，几乎没有浮肿和疤痕。适合眼皮较薄的年轻人。对眼皮较厚，皮肤松弛及年龄大的人不太适合。
2. **切开法:** 是一种永久性的重睑术，切开眼皮，去除脂肪后，连接皮肤和肌肉。眼皮厚的人用埋线法，就很容易开线，所以做切开法比较好。切开法创伤大，但效果可靠、持久。消肿时间长，伤口会留下疤痕。

1) 다음 보편적인 쌍꺼풀 수술이 아닌 것은?

(1) 切开法　　(2) 局部切开法
(3) 埋线法　　(4) 局部埋线法

2) 다음 맞는 단어끼리 연결하세요.

수술 흉	浮肿
부종	开线
(쌍꺼풀)이 풀리다	皮肤松弛
피부가 늘어지다	疤痕

3) 절개법 수술 중 눈꺼풀을 절개 한 후 무엇을 제거하는가?

(1) 脂肪　　(2) 皮肤
(3) 肌肉　　(4) 皮肤松弛

4) 매몰법의 장점이 아닌 것은?

(1) 几乎没有浮肿　　(2) 适合眼皮薄的人
(3) 适合年轻人　　(4) 适合皮肤松弛的人

5) 절개법의 장점이 아닌 것은?

(1) 永久性的手术　　(2) 容易开线
(3) 消肿时间长　　(4) 伤口会留下疤痕

2. 다음 내용을 듣고 알맞은 답을 쓰세요. 04-2.mp3

의사	双眼皮手术中最简单的手术法叫埋线法。埋线法手术简便，看起来很自然。请问您多大岁数?
환자	今年28岁。
의사	埋线法主要适合于10岁20岁年龄段的人。
환자	埋线法手术的优点是什么?
의사	埋线法的切口开得小，所以不留疤痕。手术时间也很短。它的缺点是比起切开法术后容易开线。
환자	请问切开法是什么样的手术?
의사	切开法是可以按照客户的要求做不同的双眼皮。它可以根除眼皮下垂现象，但它的缺点是术后会留下一点疤痕。可是切开法可以切除脂肪和下垂的皮肤。
환자	我可以做埋线法的手术吗?
의사	你做埋线法眼皮有点厚, 比较适合做部分切开术。
환자	部分切开法是什么样的手术法?
의사	这方法是采取切开法和埋线法的优点。这比切开法切开的部位小, 所以恢复很快。手术后, 像切开法一样不容易开线。

1) 双眼皮手术中最简单的手术法是什么？

2) 适合埋线法的主要年龄段是多少岁的人？

3) 为了根除眼皮下垂现象要选择什么样的双眼皮手术？

4) 眼皮厚的人适合做什么样的双眼皮手术？

5) 容易开线的双眼皮手术是什么样的手术法？

6) 采取切开法和埋线法优点的双眼皮手术是什么手术法？

3. 다음 내용을 듣고 아래 질문에 대답하세요. 04-3.mp3

做双眼皮手术要注意哪些问题呢?

一、保持伤口清洁，防止感染

术后的伤口清洁是很重要的，如果伤口不干净，很容易发生感染。所以手术1～2天后可摘掉眼睛上的纱布，用无菌盐水或医用酒精擦拭。

二、防止伤口出血、淤血或血肿

防止伤口出血、淤血或血肿，可对伤口用冰袋冷敷。术后一旦发生出血不止和严重血肿，应及时到医院复诊。

三、注意加强眼部肌肉的运动

双眼皮手术后第二天就要揭去覆盖的纱布。早日做睁眼运动，使眼部肌肉和周围组织的血液循环，减轻消除手术部位的肿胀和淤血。

四、术后要多休息

术后1周内不要看电视、报纸，卧床休息时最好半卧位，把枕头垫高，以免眼睛过度疲劳。头部位置过低会加重伤口肿胀。

1) 쌍꺼풀 수술 시 주의해야 할 사항이 아닌 것은?

(1) 保持伤口清洁
(2) 注意加强眼部肌肉的运动
(3) 术后要多运动

2) 다음 문장의 괄호 안에 들어갈 알맞은 단어를 쓰세요.

(1) 术后的伤口清洁是很重要的，如果伤口不干净，很容易发生(　　　　)。
(2) 防止伤口出血、淤血或血肿，可对伤口用冰袋(　　　　)。
(3) 早日做睁眼运动，使眼部肌肉和周围组织的(　　　　)。
(4) 术后1周内不要看电视、报纸，卧床休息时最好半卧位，把枕头垫高，以免眼睛(　　　　)。

3) 다음 알맞은 중국어 단어를 보기에서 고르세요.

纱布，无菌盐水，酒精，复诊，淤血，肿胀

(1) 식염수　　(2) 알코올(소독약)
(3) 어혈　　(4) 부기
(5) 재검진　　(6) 거즈

4) 괄호 안에 알맞은 답을 쓰세요.

(1) 手术后第二天要来院复诊。以后每隔两三天要(　　　　　)。5天以后就要(　　　　　)。所以最好是一个礼拜以后坐飞机。

(2) 手术前一天睡眠要(　　　　　)。手术后伤口要(　　　　　)。多吃有(　　　　　)的食物。多休息，一周内不要看电视、看报纸。

4. 다음 내용을 듣고 아래 질문에 대답하세요. 04-4.mp3

隆鼻是仅次于双眼皮的第二大具有人气的整形术。一般18岁左右，鼻骨发育基本定型，就可以进行隆鼻手术。需要接受整形手术的鼻子种类很多，主要包括鼻梁损伤、鼻梁扁平、鼻梁过高、鼻头过大、鼻头过低，鹰勾鼻或者外伤造成鼻子歪斜等。隆鼻术是因为在鼻骨与鼻背软骨组织之间进行，因此不会影响鼻腔的生理功能，更不会出现如鼻炎、鼻塞、流涕、嗅觉改变等情况。

隆鼻的伤口在鼻孔内侧。从手术完后缝合到拆线，大约需要一个礼拜，伤口好就可以拆线，但这不代表鼻梁内的伤口也完全好了。真正要完全好大约需要3个月以上的时间。隆鼻完后隔天会开始肿胀和淤青，所以需要冰敷来消肿，依个人体质不同消肿程度也不同，大约是5-7天左右。

1) 아래 단어에 알맞은 중국어 단어를 보기에서 고르세요.

鼻梁, 鼻背, 鼻孔, 鼻骨, 流涕, 鼻头, 鼻炎、鼻塞

(1) 콧대　　(2) 콧날
(3) 콧등　　(4) 비염
(5) 코 막힘　　(6) 콧물흐름
(7) 코뼈　　(8) 콧구멍

2) 다음은 코 생김새의 종류를 중국어로 쓰세요.

(1) 매부리코 (2)납작한 코

3) 코성형을 하지 않아도 되는 경우는?

(1) 鼻梁损伤 (2) 鼻梁扁平
(3) 鼻头过大 (4) 鼻炎

4) 코성형 후 나타나는 증상이 아닌 것은?

(1) 肿胀 (2) 淤青
(3) 出血

5. 다음 대화를 듣고 아래 질문에 대답하세요. 04-5.mp3

의사	您是想做隆鼻手术吗?
환자	是的。我的鼻梁太扁，不漂亮。最近最普遍的隆鼻手术是什么?
의사	玻尿酸注射隆鼻是目前较常用的注射隆鼻方法，操作简单，但是效果保持时间较短。
환자	注射隆鼻效果可以保持多久?
의사	注射一次效果保持6到12个月， 若考虑长久性,可以做假体隆鼻手术，术后鼻型自然美观，效果更为持久。
환자	我鼻子过敏。隆鼻手术后会不会更严重?
의사	不会影响鼻腔的生理功能，更不会出现鼻炎、鼻塞、流涕、嗅觉改变等情况。
환자	手术完后到恢复期，需要多长时间?
의사	从手术完后缝合到拆线，大约需要一个礼拜，可是真正要完全好大约需要3个月以上的时间。

1) 最近最普遍的隆鼻手术是什么 ?

2) 注射隆鼻效果可以保持多久？

(1) 3到6个月　　(2) 4到8个月
(3) 6到12个月

3) 隆鼻手术后会不会影响鼻腔的生理功能？

(1) 会　　(2) 不会

6. 다음 내용을 듣고 아래 질문에 대답하세요. 04-6.mp3

目前国际流行的隆鼻假体很多，自体耳软骨由于来源于自己本身，没有排异反应，移植后软骨能与鼻骨融为一体。还有一些是与人类的骨骼十分相似的一种高科技仿生组织，无过敏、不透光，植入后，能与鼻骨完美融合，不会发生以前使用硅胶假体时常见的隆鼻后假体下移的问题。

在术前，先冰敷10分钟后，进行全面消毒。针对患者需要手术的鼻部划线，确定注射点，然后开始实施注射隆鼻，这样，就可以进行成型了。此后医生按摩挤压注射部位，捏出理想的鼻型。隆鼻术后，切口处避免碰水，术后应用抗生素5天，5-7天拆线;术后会出现局部水肿，第四天开始逐渐消退，最好不要佩戴眼镜,鼻部有时会出现发紧和胀痛的感觉，1-2个月左右会消失。

1) 현재 국제적으로 유행하는 자가연골 코성형술의 특징이 아닌 것은?

(1) 无过敏　　(2) 不透光
(3) 假体下移　　(4) 与鼻骨完美融合，

2) 코성형의 순서가 올바로 된 것은?

(1) 全面消毒 － 鼻部划线 － 挤压注射部位 － 实施注射隆鼻 － 捏出理想的鼻型
(2) 全面消毒 － 鼻部划线 － 实施注射隆鼻 － 挤压注射部位 － 捏出理想的鼻型
(3) 全面消毒 － 鼻部划线 － 捏出理想的鼻型 － 挤压注射部位 － 实施注射隆鼻

3) 코성형 후 주의사항이 아닌 것은?

(1) 切口处避免碰水　　(2) 要佩戴眼镜
(3) 用抗生素5天

7. 다음 내용을 듣고 아래 질문에 답하세요. 04-7.mp3

환자 我想注射跟人的骨骼相似的隆鼻假体。无过敏、不透光，能与鼻骨完全融合的。

의사 好的。那么，先进行消毒。

환자 隆鼻失败了如何修复?

의사 隆鼻整形失败了可以进行改观，让鼻子达到令人满意的程度。

환자 为什么会失败? 失败的原因是什么?

의사 失败的原因可能有两个,一是你自己本身鼻骨的歪斜，二是隆鼻假体放置歪斜。如果程度不重，可以很快就矫正过来，如果程度严重，通过再次手术的方式也是可以改善的。

환자 隆鼻后注意事项是什么?

의사 术后早期尽量减少剧烈活动，避免碰撞，防止假体位置移动。

환자 饮食方面需要注意什么?

의사 少吃辛辣海鲜烟酒刺激食物。有个别患者隆鼻后可能会出现排异反应，如果有这样的情况应及时到医院检查，必要时取出隆鼻假体。

환자 谢谢。

1) 코성형을 실패한 경우에 하는 처지가 아닌 것은?

(1) 进行改观　　(2) 矫正
(3) 再次手术　　(4) 移动

2) 코성형이 실패하는 원인이 아닌 것은?

(1) 自己本身鼻骨的歪斜
(2) 隆鼻假体放置歪斜
(3) 外伤

3) 코성형 후 주의 사항이 아닌 것은?

(1) 减少剧烈活动
(2) 避免碰撞
(3)假体位置移动

4) 코성형 후 주의해야 할 음식은?

(1) 단 음식　　　　　　　　(2) 디저트
(3) 매운 음식

8. 다음 내용을 듣고 아래 질문에 답하세요. 04-8.mp3

最普遍的隆胸手术有下列两种。

一、假体隆胸手术:

假体隆胸手术采用安全性极高的假体材料，没有任何毒性副作用，可长久在人体内存留，如果遇到其它情况,可以完整地取出材料。一般乳房偏小、萎缩下垂的人适合做假体植入的方法，塑形效果相当理想，术后乳房达到外形自然，丰满的完美效果。

二、自体脂肪隆胸手术:

自体脂肪隆胸手术是一种吸脂减肥和隆胸同时进行的一举两得的美容手术，是将脂肪容易堆积的腹部、腰部、臀部、腿部的脂肪颗粒提取出来，注射到乳房里，使之丰满起来的隆乳方法。

其优点是简单易行、安全、创口小、恢复快、无切口、不留疤痕。但只有部分脂肪颗粒会被吸收，所以需要多次移植才能达到理想的效果。

1) 보형물 가슴성형의 특징이 아닌 것은?

(1) 采用安全性极高的假体材料
(2) 有毒性副作用
(3) 长久在人体内存留

2) 보형물 가슴 성형이 필요하지 않은 사람은?

(1) 隆乳　　　　　　　　(2) 乳房萎缩
(3) 乳房偏小　　　　　　(4)乳房下垂

3) 자가지방이식 가슴성형술의 설명과 부합되지 않은 것은?

(1) 吸脂减肥手术
(2) 注射脂肪的手术
(3) 吸脂减肥和隆乳同时进行的美容手术
(4) 一次移植自体脂肪手术

4) 자가지방이식 가슴성형술의 자가지방 이식부위가 아닌 곳은?

(1) 腹部　　(2) 腰部
(3) 臀部　　(4) 背部

5) 자가지방이식 가슴성형술의 특징이 아닌 특징이 아닌 것은?

(1) 手术简单　　(2) 创口小
(3) 多次移植　　(4) 留手术瘢痕

9. 다음 내용을 듣고 아래 질문에 답하세요. 04-9.mp3

환자　什么叫假体隆胸手术?
의사　假体隆胸手术是把假体材料植入到乳房的一种方法。材料几乎没有什么副作用，安全可靠。
환자　万一有什么情况发生，那么，要怎么办?
의사　如果遇到什么情况，就可以把材料取出来。
환자　隆胸整形手术适合所有的女性，那么，有手术条件的限制吗?
의사　当然进行手术的前提是身体状况良好，化验检查等结果正常，没有慢性或传染性疾病等。一般而言，妊娠期间和哺乳阶段不提倡进行隆胸整形手术。

1) 아래 질문을 읽고 맞으면 (○), 틀리면 (×)로 답하세요.

(1) 假体隆胸手术是把假体材料注射到乳房的一种方法。(　　)
(2) 假体隆胸手术遇到什么情况，就可以把材料取出来。(　　)
(3) 隆胸整形手术条件前提是身体状况良好。(　　)
(4) 妊娠期间和哺乳阶段可以进行隆胸整形手术。(　　)

10. 다음 내용을 듣고 아래 괄호 안에 알맞은 단어를 답하세요. 04-10.mp3

隆胸手术术是在(　　　　)下施行手术。手术可在乳房下(　　　　)，乳晕周围或(　　　　)做切口。如果切口在腋下，通常用一个(　　　　)来扩大手术视野，在乳房下皱褶处切口有时也用内窥镜。

术后可能会感到一点疲劳，乳房会有些(　　　　)和(　　　　)，这种情况最多持续一个月。您还可能有乳房(　　　　)这是因为皮肤要适应新的乳房大小，隆胸的效果不会马上显现出来，必须在乳房组织和(　　　　)适应了新的乳房形态后才显示出来 。

11. 다음 단어를 맞는 것끼리 짝지으세요.

隆胸手术	수유하다
乳头	실리콘 보형물
哺乳	평생
硅胶假体	가슴성형
体力劳动	부드러움
柔软	출산
终生	체력노동
生育	유두

5과_

안과

안구미백 眼睛美白术

학습내용

눈 성형 중 안구미백의 발생원인과 원리, 안구미백의 효과와 수술후의 회복과정 그리고 주의사항 등을 학습한다.

학습목표

안구미백 성형에 관한 전문용어, 미백원리와 효과에 대한 내용을 학습목표로 한다.

기본 지식 1

最近眼睛美白术的眼部整形美容引起爱美人士的注意。一双漂亮的眼睛无疑是五官中的焦点。人人都希望拥有一对黑白分明、洁白无瑕的眼睛。然而，由于种种原因导致眼睛慢性充血、白眼球浑浊、发黄、透明度下降，或有淡黄色斑块等，从而使人显得苍老。眼睛美白术2006年起源于美国，2008年在韩国得到了发展，目前正在欧美、日韩盛行。

최근, 안구 미백술과 같은 눈 부위 시술이 아름다움을 추구하는 사람들의 관심을 집중시키고 있습니다. 아름다운 두 눈이 외모에 있어서 중요한 부분인 만큼 사람들은 깨끗한 흰자위와 까맣게 빛나는 눈동자, 티 없이 맑고 빛나는 눈을 갖고 싶어합니다. 그러나 여러 가지 이유로 눈은 만성적인 충혈에 시달리고, 흰자위는 흐려지고 누렇게 변색되며 그 빛을 잃어갑니다. 혹은 담황색의 반점이 생기는 등, 사람을 더욱 늙어 보이게 합니다. 2006년 미국에서 처음 시작된 안구 미백술은 2008년 한국에서 큰 인기를 누렸고 현재 유럽, 미국, 일본과 한국에서 크게 성행하고 있습니다.

眼球白色部分叫巩膜，其表面覆盖一层薄薄的、透明的结膜组织，称之为球结膜。正常的球结膜组织透明、表面光滑、湿润，有弹性。结膜内部分布着毛细血管，在正常情况下，毛细血管是透明的。相反，如果球结膜发生病变，就会使眼睛布满红血丝，发黄；眼睛美白术，是通过对球结膜局部病变的清除，重新使眼睛恢复洁白无瑕的一种新的治疗方法。

안구의 흰 부분은 공막으로, 그 표면에는 얇고 투명한 결막조직인 안구결막이 있습니다. 건강한 안구결막조직은 투명하고 그 표면이 매끈하며 탄성이 있습니다. 결막 안에는 모세혈관이 있는데, 정상적인 경우라면 모세혈관은 투명합니다. 그러나 안구결막에 문제가 발생하면 안구에 붉은 핏줄이 서고, 누렇게 변색됩니다. 안구 미백술은 안구결막부위에 발생한 병리상의 문제를 제거함으로써 눈을 다시 맑고 깨끗하게 만드는 새로운 치료방법입니다.

단어풀이 05-1.mp3

眼睛美白术	yǎnjīng měibáishù	안구 미백술
爱美人士	àiměi rénshì	아름다움을 추구하는 사람들
无疑	wúyí	의심할 여지없이
洁白无瑕	jiébái wúxiá	티없이 맑고 깨끗하다
眼睛充血	yǎnjīng chōngxuě	눈이 충혈되다
白眼球	báiyǎnqiú	흰자 부위
浑浊	húnzhuó	탁하다, 흐리다
发黄	fāhuáng	누렇게 변하다
淡黄色	dànhuángsè	노르스름한 색, 옅은 노란색
斑块	bānkuài	반점
苍老	cānglǎo	늙어 보이다
盛行	shèngxíng	성행하다, 유행하다
巩膜	gǒngmó	공막
结膜组织	jiémó zǔzhī	결막조직
球结膜	qiújiémó	안구결막
光滑	guānghuá	(표면이)매끈하다, 반질반질하다
湿润	shīrùn	촉촉하다
毛细血管	máoxìxuěguǎn	모세혈관
病变	bìngbiàn	병리 변화
红血丝	hóngxuěsī	붉은 핏줄
治疗方法	zhìliáofāngfǎ	치료방법
电脑屏幕	diànnǎopíngmù	컴퓨터 화면
熬夜	áoyè	밤을 새다, 철야하다
粉尘刺激	fěnchén cìjī	먼지 자극
揉眼	róuyǎn	눈을 비비다
血管阻断	xuèguǎn zǔduàn	혈관 차단
粘膜	niánmó	점막
贴膜	tiēmó	(휴대폰)보호필름
视神经	shìshénjīng	시신경
角膜	jiǎomó	각막
截然不同	jiéránbùtóng	확연히 다르다
视力矫正术	shìlǐ jiǎozhèngshù	시력교정술

표현 익히기

眼睛美白术引起爱美人士的注意
yǎnjīng měibáishù yǐnqǐ àiměi rénshì de zhùyì
안구미백술은 아름다움을 추구하는 사람들의 관심을 불러일으켰다.

眼睛无疑是五官中的焦点
yǎnjīng wúyíshì wǔguānzhōng de jiāodiǎn
눈은 분명, 외모에 있어서 중요한 부분이다.

拥有洁白无瑕的眼睛
yōngyǒu jiébái wúxiá de yǎnjīng
맑고 티없는, 깨끗한 눈을 가지다.

导致眼睛充血
dǎozhì yǎnjīng chōngxuě
안구 충혈이 생기다

白眼球浑浊
báiyǎnqiú húnzhuó
안구의 흰자부위가 흐려지다

使人显得苍老
shǐrén xiǎnde cānglǎo
나이 들어 보이게 하다

球结膜组织透明、表面光滑
qiújiémó zǔzhī tòumíng biǎomiàn guānghuá
안구결막조직은 투명하며 표면은 매끈하다

清除球结膜局部病变
qīngchú qiújiémó júbù bìngbiàn
안구결막 부위의 병리상 문제를 제거하다

在电脑屏幕前工作或经常熬夜
zài diànnǎo píngmù qián gōngzuò huò jīngcháng áoyè
컴퓨터화면 앞에서 일하거나 자주 날을 새다

受紫外线及粉尘刺激
shòu zǐwàixiàn jí fěnchén cìjī
자외선이나 먼지의 자극을 받다

采取血管阻断的方法
cǎiqǔ xuèguǎn zǔduànde fāngfǎ
혈관차단 방법을 사용하다

拥有跟以前截然不同的眼睛
yōngyǒu gēnyǐqián jiérán bùtóng de yǎnjing
이전과는 확연히 다른 눈을 갖게 되다

视力矫正手术是做黑眼球手术
shìlǐ jiǎozhèngshù shì zuò hēiyǎnqiú shǒushù
시력교정술은 눈의 검은자위를 시술하는 것이다.

자주나오는 질문

导致眼睛慢性充血原因是什么?
만성적인 안구충혈을 일으키는 원인은 무엇입니까?

眼睛美白术起源于哪个国家?
안구미백술은 어느 나라에서 처음 시작되었습니까?

白眼球为什么发黄或有淡黄色的斑块?
흰자위가 누렇게 변색되거나, 담황색의 반점이 생기는 이유는 무엇입니까?

眼球白色部分叫**巩膜吗**?
안구의 흰색 부분을 공막이라고 부릅니까?

透明的**结膜**组织称为什么?
투명한 결막조직을 무엇이라고 부릅니까?

球结膜发生**病变**会发生什么现象?
안구결막에 병리상 문제가 생기면 어떤 현상이 발생합니까?

眼睛美白术是在眼睛的什么部分进行手术?
안구미백술은 안구의 어느 부위를 시술하는 것입니까?

影响眼睛视力的最重要器官是什么器官?
시력에 영향을 미치는 가장 중요한 신체부위는 무엇입니까?

角膜相当于照相机的什么部分?
안구의 각막은 카메라의 어떤 부분에 해당합니까?

통역연습 05-2.mp3

통역브리프

28세의 중국인 리리는 북경에서 한국 친구 소개로 강남 압구정동의 한 성형안과에서 안구미백 성형수술을 하고자 한국에 왔다. 수술을 앞두고 의사와 만나 상담하는 내용이다.

의사	안녕하세요? 앉으세요. 눈이 어떻게 안 좋으시죠?	您好！请坐。眼睛怎么不舒服?
환자	我平时长时间在电脑屏幕前工作或经常熬夜，眼睛经常充血。做眼睛美白术想拥有一个明亮的眼睛。	평소에 장시간 컴퓨터모니터 앞에서 일하고 밤을 잘 샙니다. 눈이 자주 충혈됩니다. 안구미백술을 하여 맑은 눈을 갖고 싶습니다.
의사	밤을 새는 것 말고도, 자외선이나 먼저의 자극, 눈을 비비는 것 모두 장기적인 안구충혈문제를 일으킬 수 있어요.	不仅熬夜，受紫外线及粉尘刺激、揉眼等等原因造成眼睛发红、长期充血。
환자	眼睛美白术可以解决这些问题吗?	안구미백술로 이러한 문제들을 해결할 수 있나요?
의사	단순한 붉은 핏줄문제는 혈관차단 방법을 사용할 수 있습니다. 문제의 혈관을 제거하면 안구가 다시 하얗고 깨끗하게 되는 것이죠.	关于单纯的红血丝，可以采取血管阻断的方法，即把变性的血管去掉，眼睛就很白净了。
환자	眼睛美白术安全吗?	안구 미백술은 안전한가요?
의사	안구미백술은 안구표면의 층을 시술하는 것인데요, 그 층은 안구를 보호	眼睛美白术是在眼睛表面的粘膜层进行手术，这层只是眼球的一层保

	하는 보호막으로 휴대폰 화면의 보호 필름 정도라고 생각하시면 됩니다. 안구가 다치지 않을까 하는 염려는 하지지 않아도 됩니다.	护膜而已，相当于手机屏幕的贴膜一样，不用担心伤到眼睛。
환자	眼睛美白术会对视力有影响吗?	안구미백술은 시력에 영향을 미치나요?
의사	시력에 영향을 미치는 가장 중요한 부분이 시신경인데요. 시신경은 안구의 가장 뒤쪽에 위치해 있기 때문에 안구미백술은 이곳까지 영향을 미치지 않습니다. 각막 역시 시력에 영향을 미치는 곳이지만, 역시 시술이 이곳까지 닿지 않습니다. 그래서 안구미백술은 시력에 아무런 영향을 끼치지 않아요.	影响眼睛视力的最重要器官是视神经，它在眼球的最后方，眼睛美白术根本触及不到这个地方。角膜是影响眼睛视力的另一个地方，治疗时同样也碰不着，所以，眼睛美白术对视力没有任何影响。
환자	术后眼睛充血维持多长时间?	수술 후, 안구 충혈문제가 언제까지 지속되나요?
의사	수술이 끝난 직후의 충혈 정도는 사람에 따라 차이가 있습니다. 일반적으로 수술 받은 지 2주 후부터 충혈이 조금씩 사라지죠. 그래서 이 기간만 지나고 나면, 이전과는 확연히 달라진 티 없이 맑고 깨끗한 눈을 갖게 됩니다.	刚做手术后充血，严重程度有个人差异。一般术后两周开始渐渐消失，所以只要过了这期间，就可以拥有跟以前截然不同的洁白的眼睛。
환자	术后可以做视力矫正术吗?	수술 후, 시력교정술을 받을 수 있나요?
의사	시력교정술은 안구의 검은자 부위를 시술하는 것이고, 안구미백술은 흰자 부위를 시술하는 것입니다. 그래서 안구미백술 후, 3개월 관찰기간이 지나고 시력교정술을 받는 것이 좋습니다.	视力矫正手术是做黑眼球手术，眼睛美白手术是做白眼球手术，所以眼睛美白手术后观察三个月以后做较好。

기본 지식 2

很多人不太看重眼睛美白术，觉得它并不重要。这当然不对。那么，眼睛美白术能改变我们什么呢?

많은 사람들은 안구 미백술을 귀중하게 여기지 않거나, 중요하지 않다고 생각합니다. 하지만 그렇지 않습니다. 그렇다면 안구 미백술은 우리에게 어떤 변화를 가져다 줄 수 있을까요?

1. 眼睛年轻化: 眼睛美白术是眼睛年轻化的重要治疗。人到了一定年龄，眼球就会变老。做完眼睛美白术后，眼睛看起来就会非常年轻。

1. 노화된 안구를 다시 젊고 건강하게: 안구 미백술은 노화된 안구를 다시 젊고 건강하게 재생시키는 중요한 치료입니다. 나이가 들면서 안구 역시 노화합니다. 안구 미백술을 받고 나면, 안구는 더욱 건강하고 젊게 보일 것입니다.

2. 增加滋润度: 增加眼睛的滋润度，明显改善干眼症的症状。眼睛的粘膜组织有分泌粘液的功能，当局部粘膜发生组织变性后，这一功能会随之消失，并出现干眼症的症状。但是做了眼睛美白术后，会重新长出能正常分泌粘液的粘膜组织，干眼症的症状也就明显改善或消失了。

2. 더욱 더 촉촉하게: 안구에 촉촉함을 더해 안구건조증을 완화합니다. 안구의 점막조직에는 점액분비기능이 있는데, 점막 조직 일정부분의 변화로 분비기능이 사라지면서 안구건조증이 발생합니다. 그러나 안구 미백술 시술 후, 다시 정상적으로 점액을 분비시키는 점막조직을 재생시킴으로써 안구건조증이 크게 개선되거나 사라집니다.

3. 增加自信心: 眼睛美白术后，内心会发生显著地变化。当美白效果稳定后，喜悦之情随之而来，这会在不知不觉中唤醒追求美好生活的勇气，恢复自信，提升社会融入度，从此人生变得更加灿烂、多彩!

3. 더 높아진 자신감: 안구미백술 후, 심리적으로 확연하게 변화가 생깁니다. 미백효과가 안정되면 기쁨과 즐거움을 선사하여 자기도 모르는 사이, 아름다운 생활을 추구하는 용기를 갖게 됩니다. 자신감이 회복되고 더 적극적인 사회생활을 영위하며, 더욱 더 밝고 풍부한 삶을 누릴 수 있습니다.

단어풀이 05-3.mp3

年轻化	niánqīnghuà	젊어지다
滋润度	zīrùndù	촉촉한 정도
干眼症	gānyǎnzhèng	안구건조증
粘膜组织	niánmó zǔzhī	점막조직
分泌	fēnmì	분비되다
粘液	niányè	점액
变性	biànxìng	변성, 성질의 변화
自信心	zìxìnxīn	자신감
显著地	xiǎnzhùde	확실히, 현저하게
效果稳定	xiàoguǒ wěndìng	안정적인 효과
喜悦之情	xǐyuè zhī qíng	즐거움, 기쁨
随之而来	suízhīérlái	(자연스럽게 무언가가) 뒤따르다
不知不觉中	bùzhī bùjué zhōng	자기도 모르는 사이에
唤醒	huànxǐng	깨우다. 각성시키다
社会融入度	shèhuì róngrùdù	사회융합정도 (적극적으로 사회생활을 영위하는 정도)
灿烂	cànlàn	찬란하다, 빛나다
多彩	duōcǎi	다채롭다
麻醉	mázuì	마취하다
全程治疗	quánchéng zhìliáo	전 치료과정
干涩	gānsè	뻑뻑하다. 건조하다
嘱咐	zhǔfù	당부하다
复发	fùfā	재발하다
一辈子	yíbèizǐ	평생동안
管理不周	guǎnlǐbùzhōu	관리가 소홀하게 이루어지다
复查	fùchá	재검사
睫毛膏	jiémáogāo	마스카라
粉质化妆品	fěnzhì huàzhuāngpǐn	가루형 화장품
隐形眼镜	yǐnxíng yǎnjìng	콘텍트 렌즈
驾车	jiàchē	운전하다

표현 익히기

眼球会变老。
Yǎnqiú huì biànlǎo
안구가 노화되다

增加眼睛的滋润度
zēngjiā yǎnjīngde zīrùndù
안구의 촉촉함을 더하다

明显改善干眼症的症状
míngxiǎn gǎishàn gānyǎnzhèng de zhèngzhuàng
안구건조증 증상을 크게 완하시키다

眼睛的粘膜组织能分泌粘液
yǎnjīngde niánmózǔzhī néng fēnmì niányè
안구의 점막조직은 점액을 분비한다.

干眼症的症状明显改善或消失
gānyǎnzhèngde zhèngzhuàng míngxiǎn gǎishàn huò xiāoshī
안구건조증 증상이 크게 개선되거나, 사라진다.

唤醒了追求美好生活的勇气
huànxǐngle zhuīqiú měihǎo shēnghuóde yǒngqì
아름다운 생활을 추구할 수 있는 용기를 일깨워주다.

人生变得更加灿烂、多彩
rénshēng biànde gèngjiā cànlàn、duōcái
삶이 더욱 빛나고 풍요로워지다.

只是头两天眼睛有干涩
zhǐshì tóuliǎngtiān yǎnjīng yǒu gānsè
시술 후 이틀 동안만 안구가 뻑뻑하고 건조하다

按照医生的嘱咐做
ànzhào yīshēngde zhǔfù zuò
의사의 당부대로 하다

防止眼睛里进水造成感染
fángzhǐ yǎnjīngli jìnshuǐ zàochéng gǎnrǎn
안구에 물이 닿아 발생할 수 있는 감염을 방지하다

按时复查，按时滴眼药
ànshí fùchá, ànshí dī yǎnyào
정기적으로 재검사를 실시하고, 안약을 투여하다.

防止睫毛膏、粉质化妆品进入眼睛里
fángzhǐ jiémáogāo、fěnzhì huàzhuāngpǐn jìnrù yǎnjīngli
마스카라, 가루형 화장품이 안구안으로 들어가는 것을 막다

자주나오는 질문

眼睛美白术能改变我们什么?
안구미백술을 어떤 문제를 개선시킬 수 있나요?

人到了一定年龄，眼球会变得怎么样?
일정한 나이가 되면 안구에 어떤 변화가 생기나요?

眼睛的粘膜组织有什么功能?
안구의 점막조직은 어떤 기능이 있나요?

眼睛美白术后可以改善干眼症吗?
안구미백술 시술 후,안구건조증이 개선될 수 있나요?

眼睛美白术需要注射麻醉吗?
안구미백술은 마취가 필요한가요?

眼睛美白术后眼睛的干涩会维持多久?
안구미백술 시술 후, 안구가 뻑뻑해지는 증상은 얼마 동안 지속되나요?

眼睛美白术是一种半永久性的手术吗?
안구미백술은 반영구적인 시술인가요?

眼睛美白术后如果过度使用眼睛会怎么样?
안구미백술 후, 안구를 과도하게 피로하게 하면 어떻게 되나요?

眼睛美白术后什么时候开始戴隐形眼镜?
안구미백술 후, 언제부터 콘텍트 렌즈를 착용할 수 있나요?

통역연습 05-4.mp3

통역브리프

28세의 중국인 리리는 북경에서 한국 친구 소개로 강남 압구정동의 한 성형안과에서 안구미백 성형수술을 하고자 한국에 왔다. 수술을 앞두고 의사와 만나 상담하는 내용이다.

환자	眼睛美白术疼吗?	안구미백술은 아픈가요?
의사	안구미백술은 수술시 마취를 위한 전용 안약을 사용하여 마취를 하기 때문에 따로 마취제를 투여하지 않습니다. 모든 시술과정에서 가벼운 접촉감을 느낄 수 있지만, 통증은 조금도 느껴지지 않을 거예요.	眼睛美白术在手术时使用麻醉专用眼药水麻醉，不需要注射麻醉；整个治疗过程中只有轻微的接触感，几乎没有疼痛的感觉。
환자	手术时间需要多长时间?	수술 시간은 얼마나 됩니까?
의사	수술시간은 짧습니다. 두 눈을 모두 수술하는데 소요되는 시간은 약 20분 정도입니다. 수술 후 고통스럽지도 않아요. 첫 이틀 동안 안구의 건조함과 뻑뻑함을 느낄 수 있지만, 그 후에는 불편함을 느끼지 않으실 겁니다.	治疗时间短，双眼全程治疗时间约为20分钟就可以完成；手术后也不疼痛，只是头两天眼睛有干涩，之后就没有什么不适的感觉了。
환자	术后会出现副作用吗?	수술 후 어떤 부작용이 나타날 수 있나요?
의사	만약 의사의 당부를 잘 지킨다면 문제가 재발하지 않을 것입니다. 수술이 성공적으로 잘 이루어지면 재발되지 않습니다. 치아미용이나 피부미용처	如果按照医生的嘱咐去做，就不会复发。手术成功不复发，不像牙齿美容或皮肤美容要定期重复，是一种半永久性的手术，可以一辈子以

	럼 정기적으로 다시 시술을 받지 않아도 되는 반 영구적인 수술법이기 때문에 (한번 시술로) 평생 동안 아름다운 눈을 갖게 될 수 있습니다.	明亮的眼睛生活。
환자	手术效果能维持多长时间?	수술효과는 얼마 동안 지속될까요?
의사	수술 후, 너무 과도하게 눈을 사용하거나 많은 자외선에 노출되는 등 관리가 소홀하게 이루어진다면 아마도 재발할 수도 있습니다. 그렇게 되면 다시 치료를 받으시면 되고, 그 효과는 동일합니다.	手术后如果过度使用眼睛或接受大量紫外线等管理不周，可能会复发。如果复发，可以再次治疗，效果一样。
환자	眼睛美白手术后都要注意什么?	안구미백수술 후, 어떤 점을 주의해야 하나요?
의사	일주일 동안 물로 세수하시지 마시고, 젖은 수건으로 얼굴을 닦아주세요. 그렇게 해야 안구에 물이 닿아 감염되는 것을 막을 수 있습니다. 정기적으로 검진 받으시고 안약을 넣으세요. 두 달 동안 음주도 삼가시고요.	一周内不要用水洗脸，要用湿毛巾擦脸，以防止眼睛里进水造成感染，按时复查，按时滴眼药，两个月内禁止饮酒。
환자	可以化妆吗?	화장 해도 되나요?
의사	마스카라나 가루형 화장품이 눈에 들어가는 것을 막기 위해 두 달 정도 지난 후 눈 화장을 할 수 있습니다.	为防止睫毛膏、粉质化妆品进入眼睛里，所以要两个月以后才能化眼妆。
환자	平时经常带隐形眼睛，什么时候开始戴隐形眼镜?	평소에 콘텍트 렌즈를 자주 착용하는데요. 언제부터 렌즈를 착용할 수 있을까요?
의사	렌즈는 착용하지 않는 것이 가장 좋습니다. 안구 충혈을 일으킬 수 있거	最好不戴隐形眼镜,可能会刺激眼睛充血；如果必须戴，也要两个月

든요. 만약 꼭 착용해야 한다면 두 달 후에 착용하세요. 그리고 맑은 날이나 흐린 날, 운전하실 때 자외선을 차단할 수 있는 선글라스를 사용하세요, 컴퓨터 앞에서 일하실 때도 사용하시면 좋습니다.

后戴。还有无论晴天、阴天，还是驾车时，都要戴防紫外线太阳镜；电脑前工作时最好也要戴上。

연습문제

1. 다음 단어의 병음과 성조를 표시하세요.

   1) 眼睛充血
   2) 浑浊
   3) 斑块
   4) 苍老
   5) 球结膜
   6) 光滑

2. 다음 뜻에 알맞은 단어를 고르세요.

毛细血管/ 红血丝/ 治疗方法/ 熬夜/ 揉眼/ 血管阻断/ 角膜 / 视力矫正术

   1) 붉은 핏줄
   2) 밤을 새다
   3) 혈관차단
   4) 모세혈관
   5) 각막

3. 다음 문장을 듣고 알맞은 답을 고르세요. 05-5.mp3

   1) 眼睛美白术起源于哪个国家?
      (1) 中国　(2) 日本
      (3) 韩国　(4) 美国
   2) 正常的球结膜组织会怎么样?
      (1) 结膜组织不透明　(2) 表面光滑
      (3) 不湿润　(4) 没有弹性
   3) 球结膜发生病变，选择不会发生的现象?
      (1) 眼睛布满红血丝　(2)白眼球发黄
      (3) 球结膜有弹性

4. 다음 문장을 듣고 맞는 문장에는 (○), 틀린 문장에는 (×)를 하세요. 05-6.mp3

1) 眼睛美白术是在眼睛表面的粘膜层进行手术。(　　)
2) 眼睛美白术对视力有影响。(　　)
3) 影响眼睛视力的重要器官是视神经和角膜。(　　)
4) 一般术后两周开始渐渐消失眼睛充血。(　　)

5. 다음 문장의 괄호 안에 알맞은 단어를 써 넣으세요.

1) 眼睛美白术是(　　　　　　)的重要治疗。人到了一定年龄，眼球就会变老。做完眼睛美白术后，眼睛看起来就会非常(　　　　　　)。
2) 增加眼睛的滋润度，明显改善(　　　　　　　)的症状。眼睛的粘膜组织有(　　　　　　)的功能，当局部粘膜发生组织变性后，这一功能也随之消失，也就出现(　　　　　　)的症状。

6. 다음 문장 뜻에 알맞은 단어를 고르세요.

副作用/ 干涩/ 眼药水

1) 眼睛有点干燥。
2) 术后如果不按照医生的嘱咐去做，病情复发。
3) 滴在眼睛使眼睛麻醉或湿润。

학습정리

1.

*球结膜发生病变:

1) 眼睛布满红血丝
2) 发黄。

*导致球结膜病变的原因:

1) 经常熬夜
2) 受紫外线
3) 粉尘刺激
4) 揉眼

*眼睛美白术是把变性的血管去掉，使眼睛洁白。

*眼睛美白术三个月以后可以做视力矫正手术。

2.

眼睛美白术的效果。

1) 眼睛年轻化
2) 增加滋润度，明显改善干眼症的症状。
3) 增加自信心，恢复自信，提升社会融入度。

*眼睛美白术几乎没有疼痛，双眼全程治疗时间约为20分钟。

*眼睛美白术是一种半永久性的手术。

*如果要戴隐形眼睛，最好两个月后戴。

6과_ 안과

백내장 白內障

학습내용

백내장의 발병원인과 예방법
백내장 수술방법, 수술 후의 주의사항에 대해 학습한다.

학습목표

백내장에 관한 전문용어와 발생원인 및 수술방법 등을 익힌다.

기본 지식 1

什么是白内障?	백내장이란 무엇일까요?
人眼内有一个叫晶状体。晶状体位于虹膜的后面，是一个双面凸的无色透明体。从外界进入眼内的光线，在由角膜到达视网膜的过程中必定要通过晶状体。正常的晶状体是透明的。白内障是因晶状体发生变性，混浊而形成的。	사람의 눈 안에는 수정체가 있습니다. 홍채의 뒷면에 위치하고 있으며, 볼록하게 튀어나온 무색의 투명체입니다. 외부에서 눈으로 들어온 빛이 각막에서 망막을 도달하는 과정에서 반드시 이 수정체를 통과해야 합니다. 건강한 수정체는 원래 투명합니다. 백내장은 이 수정체가 변성되어 혼탁해지면 발생합니다.
引起白内障的原因很多，除遗传的先天性白内障以外，常见的是老年性白内障。老年性白内障发病的原因尚未完全揭示，可能与老化、代谢异常、营养不良等有关。据调查，高原地区以及阳光辐射较多的地区，白内障的发病率相对增高，中国西藏地区发病率最高。另外，临床上常见的糖尿病、甲状腺功能减退等也都可引起白内障。	백내장을 발생시키는 원인은 다양합니다. 유전적인 문제로 인한 선천성 백내장 이외에 가장 흔한 경우가 바로 노인성 백내장입니다. 노인성 백내장이 발병하는 원인은 아직 완전히 밝혀지지 않았으나 안구의 노화, 대사기능의 이상, 영양불량 등과 관련이 있는 것으로 추정됩니다. 높은 지대나 태양 복사가 강하게 이루어지는 지역에서 백내장 발병률이 상대적으로 높으며 중국 티벳 지역의 백내장 발병률이 높습니다. 또한 임상연구에 따르면, 당뇨병이나 갑상선 기능 감퇴 역시 백내장을 유발하는 원인으로 꼽히고 있습니다.

단어풀이 06-1.mp3

白内障	báinèizhàng	백내장
晶状体	jīngzhuàngtǐ	수정체
虹膜	hóngmó	홍채
凸的	tūde	볼록하게 튀어나온 곳
透明体	tòumíngtǐ	투명체
角膜	jiǎomó	각막
视网膜	shìwǎngmó	망막
变性	biànxìng	변성
混浊	hùnzhuó	탁하다, 흐리다
遗传	yíchuán	유전
先天性	xiāntiānxìng	선천성
老年性白内障	lǎoniánxìng báinèizhàng	노인성 백내장
尚未	shàngwèi	아직~ 하지 않다
揭示	jiēshì	밝히다, 드러내다
代谢异常	dàixiè yìcháng	대사기능의 이상
阳光辐射	yángguāng fúshè	태양 복사
糖尿病	tángniàobìng	당뇨병
甲状腺	jiǎzhuàngxiàn	갑상선
视野模糊	shìyěmóhu	시야가 흐려지다
昼盲现象	zhòumáng xiàngxiàng	(혼탁해진 수정체로 인해) 낮에 시야가 흐려지는 현상/주맹현상
眼睛刺痛	yǎnjīng cìtòng	눈을 찌르는 듯한 고통
酸痛	suāntòng	쑤시다, 뻐근하다
老花镜	lǎohuājìng	돋보기
误认	wùrèn	잘못 생각하다, 오인하다
视力恶化	shìlì èhuà	시력이 악화되다
致盲	zhìmáng	시력을 잃다

표현 익히기

晶状体位于虹膜的后面
jīngzhuàngtǐ wèiyú hóngmóde hòumiàn
수정체는 홍채의 뒷면에 위치한다.

晶状体是双面凸的无色透明体
jīngzhuàngtǐshì shuāngmiàn tūde wúsè tòumíngtǐ
수정체는 양면이 모두 볼록하게 튀어나온 무색의 투명체이다

白内障是晶状体混浊而形成
báinèizhàng shì jīngzhuàngtǐ hùnzhuó ér xíngchéng
백내장은 수정체가 혼탁해지면서 발생한다

老年性白内障尚未揭示
lǎoniánxìng báinèizhàng shàngwèi jiēshì
노인성 백내장은 아직 밝혀지지 않았다

代谢异常、营养不良
dàixiè yìcháng、yíngyǎng bùliáng
대사기능의 이상, 영양불량

高原地区和阳光辐射地区较多
gāoyuán dìqū hé yángguāng fúshè dìqū jiàoduō
높은 지대나 태양 복사가 강하게 이루어지는 곳에서 비교적 많이 발생한다

甲状腺功能减退引起白内障
jiǎzhuàngxiàn gōngnéng jiǎntuì yǐnqǐ báinèizhàng
갑상선기능의 감퇴는 백내장을 유발한다

经常感到眼睛刺痛和酸痛
jīngcháng gǎndào yǎnjīng cìtòng hé suāntòng
자주 눈을 찌르는 듯한 통증과 시큰시큰 쑤시는 통증을 느낀다

误认视力有所好转
wùrèn shìlì yǒusuǒ hǎozhuǎn
시력이 호전됐다고 착각하다

晶状体扮演镜头的功能
jīngzhuàngtǐ bànyǎn jìngtóude gōngnéng
수정체는 렌즈와 같은 기능을 담당한다

大部分的白内障是后天性的
dàbùfende báinèizhàng shì hòutiānxìngde
대부분의 백내장은 후천적인 것이다

视力恶化会致盲
shìlì èhuà huì zhìmáng
시력 악화는 결국 시력을 잃게 한다

자주나오는 질문

从角膜到视网膜的光线必须要通过哪里?
각막을 거쳐 망막에 이르기까지 빛은 반드시 어디를 통과해야 하나요?

白内障是晶状体混浊而形成的吗?
백내장은 수정체가 혼탁해지면서 발생하는 건가요?

晶状体位于哪个部位?
수정체는 어느 부위에 있습니까?

引起白内障的原因有哪些?
백내장을 일으키는 원인은 무엇입니까?

常见的白内障是什么样的白内障?
쉽게 발생하는 백내장은 어떤 백내장인가요?

正常的晶状体是什么颜色?
건강한 수정체는 어떤 색입니까?

老化是老年性白内障发病的原因吗?
노화는 노인성 백내장의 원인인가요?

代谢异常会引起白内障吗?
대사기능의 이상은 백내장을 일으키나요?

为什么中国西藏地区白内障的发病率最高?
중국 티벳지역의 백내장 발병률이 높은 이유는 무엇입니까?

糖尿病, 甲状腺功能减退会引起白内障吗?
당뇨병과 갑상선기능 감퇴는 백내장을 유발하나요?

통역연습 06-2.mp3

통역브리프

북경에 사는 중국인 왕샤오리씨는 65세로 갑자기 백내장을 앓게 되어, 지인의 소개로 한국의 삼성병원에 수술 차 방문하게 되었다. 수술하기 전 의사와 상담하는 내용이다.

의사	안녕하세요? 백내장 치료 때문에 오셨다고요?	您好！ 您是来治疗白内障的吗？
환자	是的。我在中国诊断被判为白内障。听说你们医院治白内障非常出名，我特地从中国坐飞机赶来。	네. 중국에서 백내장을 진단 받았습니다. 여기 병원이 백내장 수술을 잘 한다는 소리를 듣고 특별히 중국에서 비행기를 타고 바삐 오게 되었습니다.
의사	아 그러세요. 증상이 어떠신가요?	是吗？ 您的症状如何？
환자	什么都看不清楚，视野模糊。	모든 것이 잘 보이지 않고, 시야가 흐립니다.
의사	이런 증상은 백내장의 대표적인 증상입니다. 백내장은 초기에서 말기까지 서서히 진행되기 때문에 잘 자각하지 못하죠. 증상이 심해지면 밝은 곳에서 오히려 더 잘 보이지 않게 되는 주맹 현상이 나타납니다. 눈을 찌르는 듯한 증상이나 시린 증상도 있습니다.	这是代表性的白内障症状。白内障的早期进展至成熟是一个较漫长的过程，通常感觉不到。如果症状严重的话，在光线充足的地方也看不清一切事物，出现昼盲现象。还经常感觉到眼睛刺痛和酸痛。
환자	可是近距离的事物不戴老花镜也看得清楚。	그런데 가까운 것은 돋보기 없이도 잘 볼 수 있습니다.

의사	이런 현상에 대해 어떤 분들은 시력이 좋아졌다고 오인하는 경우가 있는데, 이는 백내장의 일시적인 현상입니다.	对这种现象有些老年人误认为视力有所好转，但这是白内障一时的现象。
환자	为什么会产生白内障?	왜 백내장이 생기나요?
의사	우리 눈의 구조와 기능은 카메라와 매우 흡사하고, 그 중 수정체는 카메라의 렌즈의 역할을 합니다. 정상적인 경우에서는 수정체가 투명합니다. 백내장은 이 수정체가 혼탁해져서 발생되는 것입니다.	我们的眼睛结构和功能像照相机，其中眼睛内的晶状体扮演镜头的功能。正常的情况下，晶状体是透明的。白内障是晶状体混浊而发生的。
환자	白内障的主要原因是什么?	백내장의 주요 원인은 뭐죠?
의사	유전적인 요소로 인한 선천적인 백내장 외에 대부분의 백내장은 후천적인 것입니다. 그 중 노인성백내장이 가장 많습니다. 노인성백내장의 병인은 아직 잘 모르지만, 노화나 대사이상으로 인해 백내장이 발생되고, 당뇨병이나 갑상선으로 인해서도 백내장이 발병할 수도 있습니다.	除了遗传因素造成的先天性白内障以外，大部分的白内障是后天性的。其中老年性白内障最多。它的病因尚未清楚，但由于老化、代谢异常引起白内障。糖尿病和甲状腺也会导致白内障。
환자	那么，是否会导致失明?	그럼 실명할 수도 있나요?
의사	수술을 하지 않고 계속 진행되면 시력은 악화되어 결국 실명하게 됩니다.	如果不做手术继续发展下去，视力恶化会致盲。

기본 지식 2

白内障治疗方法有药物治疗和手术治疗。药物治疗没有确切的效果。一些早期白内障，用药以后病情可能会减慢发展，视力也稍有提高，但这不一定是药物治疗的结果。一些中期白内障患者，用药后视力和晶状体混浊程度都没有改善。熟期的白内障，药物治疗更没有实际意义了。一般只有手术才能治疗白内障。由于手术显微镜和人工晶状体的应用，缝线材料和局部麻醉方法的改进，近30年来白内障手术取得了重大的进展。目前多采用白内障摘除术治疗，术后在眼内植入人工晶状体或角膜接触镜以矫正视力。那么，如何预防白内障呢？

백내장 치료법에는 약물치료법과 수술치료법이 있는데, 약물 치료법은 확실한 효과를 보기 어렵습니다. 초기의 백내장일 경우 약물을 사용하면 병의 진행이 늦어지고 시력 역시 조금 회복되지만 이것이 약물치료의 효과라고 단정지을 수 없습니다. 중기의 백내장 환자의 경우, 약을 복용한 후 시력과 혼탁해진 수정체가 개선되지 않습니다. 백내장이 말기에 이르면 약물치료는 사실상 더욱 의미가 없습니다. 일반적으로 수술을 통해서만 백내장을 치료할 수 있습니다. 수술 현미경과 인공 수정체를 사용하면서 봉합재료 및 국부마취 방법이 크게 개선되면서, 최근 30년 동안 백내장 수술은 큰 발전을 이루었습니다. 현재 백내장 적출술이 보편적으로 이루어지며 수술 후 안구 내에 인공 수정체나 각막 접촉 렌즈를 삽입하여 시정을 교정합니다. 그렇다면 어떻게 백내장을 예방할 수 있을까요?

第一， 避免强烈的日光照射。在户外活动时，带上太阳镜或遮阳帽，可有效预防射线对晶状体的损伤。

1. 강한 햇빛 노출을 피합니다. 야외활동 시, 선글라스나 선캡을 착용하면 방사선이 수정체에 미치는 손상을 방지할 수 있습니다.

第二，保持心情开朗，不易动怒。

2. 즐거운 마음 상태를 유지하고 쉽게 화를 내지 않도록 합니다.

第三， 用眼过度后应适当放松，久坐工作者应间隔1-2小时起身活动10-15分钟，举目远眺，或做眼保健操。

3. 눈을 과도하게 사용한 후 적절한 휴식을 취합니다. 오래 앉아서 일하는 사람의 경우 1~2시간에 한번씩 일어나

要有充足的睡眠，及时恢复疲劳。	10~15분 동안 몸을 움직여 줍니다. 먼 곳을 바라보거나 눈 운동을 하는 것도 좋습니다. 또한 충분한 수면을 취하고 피로가 누적되지 않도록 주의합니다.

단어풀이 06-3.mp3

药物治疗	yàowù zhìliáo	약물 치료
手术治疗	shǒushù zhìliáo	수술 치료
手术显微镜	shǒushù xiǎnwēijìng	수술 현미경
人工晶状体	réngōng jīngzhuàngtǐ	인공수정체
缝线材料	féngxiàn cáiliào	봉합재료
白内障摘除术	báinèizhàng zhāichúshù	백내장 적출술(제거술)
眼内植入	yǎnnèi zhírù	눈 안으로 이식하다
角膜接触镜	jiǎomó jiēchùjìng	각막 접촉렌즈
矫正视力	jiǎozhèng shìlì	교정시력
预防	yùfáng	예방하다
日光照射	rìguāng zhàoshè	햇빛에 노출되다, 햇빛을 받다
户外活动	hùwài huódòng	야외활동
遮阳帽	zhēyángmào	선캡 (햇빛 차단 모자)
放射线	fàngshèxiàn	방사선
心情开朗	xīnqíng kāilǎng	즐거운 마음
不易动怒	búyìdòngnù	쉽게 화를 내지 않다
用眼过度	yòngyǎn guòdù	눈을 과도하게 사용하다
适当放松	shìdāng fàngsōng	적당한 휴식을 취하다
举目远眺	jǔmù yuǎntiào	먼곳을 바라보다
保健操	bǎojiàncāo	건강체조, 건강운동
确切的效果	quèqiède xiàoguǒ	확실한 효과
治愈率	zhìyùlǜ	완치율
摘除	zhāichú	적출하다, 제거하다
超声乳化术	chāoshēngrǔhuàshù	초음파 유화술
液化	yèhuà	액화

角膜	jiǎomó	각막
麻醉	mázuì	마취, 마취시키다
缝线	féngxiàn	봉합실
缝合	fénghé	봉합,봉합하다
伤口愈合	shāngkǒu yùhé	상처가 아물다
揉眼睛	róu yǎnjing	눈을 문지르다
户外活动	hùwài huódòng	야외활동
太阳镜	tàiyángjìng	선글라스
并发症	bìngfāzhèng	합병증
局部麻醉	júbù mázuì	국소마취
疾病	jíbìng	질병, 병
过度照射	guòdù zhàoshè	과도한 햇빛 노출
最易并发	zuìyì bìngfā	가장 쉽게 합병증이 생기다
血糖	xuètáng	혈당
蛋白质	dànbáizhì	단백질
钙	gài	칼슘
维生素	wéishēngsù	비타민

표현 익히기

药物治疗没有确切的效果
yàowù zhìliáo méiyǒu quèqiède xiàoguǒ
약물치료로 확실한 효과를 보기 어렵습니다.

药物治疗更没有实际意义了
yàowù zhìliáo gèng méiyǒu shíjì yìyìle
약물치료는 사실상 더욱 의미가 없습니다.

只有手术才能治疗白内障
zhǐyǒu shǒushù cáinéng zhìliáo báinèizhàng
수술을 통해서만 백내장을 치료할 수 있습니다.

目前采用白内障摘除术治疗
mùqián cǎiyòng báinèizhàng zhāichúshù zhìliáo
현재 백내장적출술을 이용하여 치료합니다.

在眼内植入人工晶状体
zài yǎnnèi zhírù réngōng jīngzhuàngtǐ
안구 내에 인공수정체를 삽입합니다.

避免强烈的日光照射
bìmiǎn qiángliède rìguāng zhàoshè
강한 햇빛 노출을 피합니다.

保持心情开朗，不易动怒
bǎochí xīnqíng kāilǎng, búyìdòngnù
즐거운 마음가짐을 유지하고 쉽게 화를 내지 않습니다.

不需要用缝线来缝合
bùxūyào yòng féngxiàn lái fénghé
봉합선으로 봉합할 필요가 없습니다.

户外活动时要戴太阳镜
hùwài huódòngshí yào dài tàiyángjìng
야외 활동 시 선글라스를 착용해야 합니다.

紫外线过度照射会导致白内障
zǐwàixiàn guòdù zhàoshè huì dǎozhì báinèizhàng
지나친 자외선 노출은 백내장을 유발합니다.

及时有效地控制血糖
jíshí yǒuxiàode kòngzhì xuètáng
즉시 혈당을 효과적으로 통제합니다.

자주나오는 질문

白内障治疗方法有哪些?
백내장 치료법에는 무엇이 있습니까?

药物治疗可以改善晶状体混浊的程度吗?
약물치료로 수정체의 혼탁함 정도를 개선시킬 수 있습니까?

白内障手术采取什么样的麻醉方法?
백내장 수술은 어떤 마취방법을 사용합니까?

如何预防白内障?
어떻게 백내장을 예방합니까?

为什么要避免强烈的日光照射?
강렬한 햇빛 노출을 왜 피해야 하나요?

为什么要保持心情开朗?
왜 즐거운 마음가짐을 유지해야 하나요?

做眼保健操对预防白内障有效吗?
눈 운동은 백내장을 예방하는 데 효과가 있나요?

术后是否会有副作用和并发症?
수술 후 부작용이나 합병증이 발생할 수 있습니까?

术后可以马上正常生活吗?
수술 후 바로 정상적인 일상생활이 가능합니까?

术后当天可以出院吗?
수술 당일 바로 퇴원 할 수 있습니까?

营养不良会导致白内障吗?
영양상태가 좋지 않으면 백내장을 유발할 수 있습니까?

糖尿病最容易并发白内障吗?
당뇨병은 합병증으로 백내장을 쉽게 유발합니까?

통역연습 06-4.mp3

통역브리프

북경에 사는 중국인 왕샤오리씨는 65세로 갑자기 백내장을 앓게 되어, 지인의 소개로 한국의 삼성병원에 수술 차 방문하게 되었습니다. 수술하기 전 의사와 상담하는 내용입니다.

환자	如何治疗白内障？服药可以治疗吗？	백내장은 어떻게 치료할 수 있죠? 약을 먹어 치료할 수 있나요?
의사	백내장의 치료방법에는 약물 치료와 수술치료가 있습니다. 약물치료는 확실한 효과가 없습니다. 일반적으로 수술을 해야만 치료가 가능합니다. 의학기술의 발전으로 수술을 하면 95% 이상 완치가 가능합니다.	白内障治疗方法有药物治疗和手术治疗。药物治疗没有确切的效果。一般只有手术才能治疗白内障。由于医学技术的发展，如果做手术，治愈率可达到95%。
환자	白内障手术是怎么做的？	백내장 수술은 어떻게 하는 겁니까?
의사	백내장 수술은 일반적으로 혼탁한 수정체를 제거한 후 인공 수정체를 삽입하는 방법입니다. 초음파 유화 흡입술을 사용하여 혼탁한 수정체를 제거한 후 인공 수정체를 삽입하는 방법입니다.	白内障手术一般是摘除混浊的晶状体，植入人工晶状体。是利用白内障超声乳化术摘除混浊的晶状体后，植入人工晶状体的一种方法。
환자	白内障超声乳化术是什么原理？	초음파 유화 흡입술이란 것은 어떤 원리이죠?
의사	이는 초음파를 이용하여 수정체를 물처럼 액화시킨 후 혼탁한 수정체를 빨아들입니다. 그런 다음 각막에 작은	这是利用超音波把晶状体如水一样液化后吸出混浊的晶状体，之后在角膜开个小切口，利用注射器植入

	구멍을 낸 후 주사기를 이용하여 인공수정체를 삽입합니다.	人工晶状体。
환자	手术会很疼吗?	수술할 때 매우 아픕니까?
의사	수술시에는 먼저 눈에 점안액을 두 방울 넣어 마취를 하기 때문에 통증 없이 수술이 진행되며, 수술시에도 피가 나지 않으며, 실로 봉합할 필요도 없습니다.	手术时，先在眼里滴两下眼药水麻醉，所以没有疼痛之下进行手术，手术过程中不出血，也不需要用缝线来缝合。
환자	术后有哪些注意事项?	수술 후 어떤 주의사항이 있나요?
의사	수술 받은 후 1~2주 상처가 아물기까지 외부의 충격을 피하고 눈을 문지르지 말아야 합니다. 야외활동 시에는 선글라스나 썬캡을 반드시 착용해야 합니다.	术后1-2周，直到伤口愈合为止，需要避免外伤、不要揉眼睛。并且户外活动时一定要戴太阳镜或遮阳帽。
환자	术后是否会有副作用和并发症?	수술 후 부작용과 합병증은 없습니까?
의사	백내장 수술은 눈 부위만 국소마취를 시행하여, 수술 시간은 대략 30분 이내이며, 환자의 기타 부위에 어떠한 손상도 없습니다.	白内障手术是在眼睛部位施行局部麻醉。手术时间大约30分钟，对患者的其他部位没有任何损伤。
환자	白内障患者应该做哪些努力?	백내장 환자는 어떤 노력을 해야 합니까?
의사	백내장은 노화 현상의 일환으로 발생되는 질병 중 하나입니다. 영양상태가 좋지 않고, 자외선의 과도한 조사도 백내장을 초래합니다. 더욱이 당뇨병은 백내장을 가장 잘 유발하므로 신속하게 혈당을 효과적으로 억제해야 합니다. 단백질, 칼슘, 비타민 A, B, C, D가 많이 함유된 식품을 먹어야 합니다.	白内障是随着老化现象产生的一种疾病，但由于营养不良、紫外线过度照射也会导致白内障。尤其是糖尿病最易并发白内障，要及时有效地控制血糖。多吃含丰富的蛋白质、钙、多食含维生素A、B、C、D的食物。

연습문제

1. 다음 질문을 듣고 알맞은 답을 보기에서 고르세요. 06-5.mp3

视野模糊，晶状体， 西藏，后天性的， 透明的，昼盲现象

1) 人眼内位于虹膜后面的是什么?
2) 晶状体是什么颜色?
3) 除了先天性的白内障以外，还有什么样的白内障?
4) 白内障的症状如何?
5) 白内障发病率最高的地区是哪里?
6) 在光线充足下看不清事物是什么现象?

2. 다음 문장을 보고 괄호 안에 알맞은 단어를 넣으세요.

1) 从外界进入眼内的光线，在由角膜到达视网膜的过程中必定要通过(　　　　　　)。
2) 引起白内障的原因很多，常见的是(　　　　　　)。
3) 老年性白内障发病的原因尚未完全揭示，可能与老化、(　　　　　　)、营养不良等有关。
4) 临床上常见的糖尿病、(　　　　　　)功能减退等也都可引起白内障。
5) 如果症状严重的话，经常感觉到(　　　　　　)和酸痛。

3. 다음을 중국어로 작문하세요.

1) 근거리 사물도 돋보기를 쓰지 않아도 잘 보인다.

2) 눈 안의 수정체는 렌즈의 기능을 한다.

3) 백내장은 수정체의 혼탁으로 발생된다.

4) 시력이 악화되면 실명이 된다.

4. 다음 단어를 중국어로 쓰세요.

1) 현미경
2) 각막
3) 마취
4) 눈체조
5) 선글라스
6) 썬캡
7) 혈당

5. 다음 표현에 알맞은 단어를 쓰세요.

1) 옥외활동
2) 시력교정
3) 백내장초음파유화술
4) 비타민
5) 칼슘

6. 백내장을 예방하는데 도움이 안 되는 것은?

1) 避免强烈的日光照射
2) 户外活动时，带上太阳镜
3) 保持心情开朗
4) 过度用眼

7. 백내장을 예방하는 방법이 아닌 것은?

1) 营养均衡
2) 过度照射紫外线
3) 多吃含蛋白质的食物
4) 多食含维生素的食物

학습정리

1.

1) 什么是白内障? 一白内障是晶状体发生变性，混浊而形成的。

2) 引起白内障的原因
 (1) 先天性原因: 遗传
 (2) 后天性原因: 老化、代谢异常、营养不良、阳光辐射
 (3) 临床: 糖尿病、甲状腺功能减退

3) 白内障症状一视野模糊

4) 如果症状严重一出现昼盲现象一眼睛刺痛和酸痛一视力恶化会致盲

2.

1) 白内障治疗方法有药物治疗和手术治疗。
 - 药物治疗没有确切的效果。
 - 一般只有手术才能治疗白内障。

2) 多采用白内障超声乳化术: 利用超音波把晶状体如水一样液化后吸出混浊的晶状体，之后在角膜开个小切口，利用注射器植入晶状体。

3) 术后有哪些注意事项?
 (1) 避免外伤
 (2) 不揉眼睛
 (3) 户外活动戴太阳镜或遮阳帽。

4) 如何预防白内障呢?
 (1) 避免强烈的日光照射。
 (2) 保持心情开朗 不易动怒。
 (3) 用眼过度后应适当放松
 (4) 充足的睡眠，及时恢复疲劳

5) 白内障患者的应该做哪些努力?

(1) 不要过度照射紫外线

(2) 糖尿病要及时有效地控制血糖

(3) 多吃含丰富的蛋白质、钙。

(4) 多食含维生素A、B、C、D的食物。

7과_

안과

녹내장 青光眼

학습내용

녹내장의 정의, 시력에 미치는 영향, 녹내장의 예방법, 그리고 녹내장 환자의 치료방법 등을 배우도록 한다.

학습목표

녹내장의 원인, 증상, 치료방법과 예방법 등에 대한 지식을 익히고, 녹내장 의료에 관한 의사소통 원활을 목표로 한다.

기본 지식 1

什么是青光眼?

青光眼是指眼压间断或持续升高的一种眼病。因瞳孔多少带有青绿色，所以叫青光眼。持续的高眼压可以给眼球各部分组织和视功能带来损害，如不及时治疗，会导致失明。青光眼是导致人类失明的三大致盲眼病之一，总人群发病率为1%，45岁以后为2%。所有年龄段的人都会有可能发生青光眼，40岁以上的中年人是比较常见的，而青光眼不是单一的疾病，许多全身性疾病也可以引发青光眼。例如有糖尿病、高血压或者有青光眼家族史及高危险因素者，必须定期复查，一旦有发病征象者，必须积极治疗，防止视功能突然丧失。妇女闭经期、绝经期痛经，可致眼压升高，应高度重视，经期出现青光眼表现者，应及时到眼科就诊。

녹내장이란?

녹내장은 단기적인 혹은 지속적인 안압 상승으로 인한 안구질환입니다. (녹내장을 앓게 되면) 동공에 초록빛이 감돌기 때문에 녹내장이라고 불립니다. 지속적으로 안압이 상승하면 안구의 여러 조직과 시력을 손상시키기 때문에 제 때 치료하지 않으면 실명할 수 있습니다. 녹내장은 실명을 일으키는 3대 안구질환 중 하나로 전체 발병률은 1%, 45세 이후 환자의 발병률은 2%입니다. 모든 연령대에 녹내장이 발생할 수 있으나 40대 이상의 중년층에서 주로 발생합니다. 녹내장은 자체적으로 발생하기보다 대체로 전신 질환에 의해 발생되기도 합니다. 당뇨병, 고혈압을 앓거나 녹내장 가족력이 있는 경우, 혹은 질병 고위험자는 정기적으로 검진받아야 합니다. 발병 증상이 있는 사람은 빠른 치료를 통해 시력 기능의 갑작스러운 상실을 방지해야 합니다. 여성의 경우 폐경기, 갱년기 역시 안압을 상승시키는 원인이 되므로 주의해야 합니다. 월경기간 내 녹내장 증상이 나타난다면 신속히 안과 검진을 받아야 합니다.

단어풀이 07-1.mp3

青光眼	qīngguāngyǎn	녹내장
眼压	yǎnyā	안압
间断	jiànduàn	중단되다, 중간에서 끊기다
持续	chíxù	계속되다
瞳孔	tóngkǒng	눈동자, 동공
眼球	yǎnqiú	안구
视功能	shìgōngnéng	시각기능 (보는 기능)
致盲	zhìmáng	실명하다
发病率	fābìnglǜ	발병률
年龄段	niánlíngduàn	연령대
全身性疾病	quánshēnxìng jíbìng	전신질환
家族史	jiāzúshǐ	가족력
危险因素者	wēixiǎn yīnsùzhě	고위험자
定期复查	dìngqī fùchá	정기검진
发病征象者	fābìng zhēngxiàngzhě	발병증후가 보이는 환자
丧失	sàngshī	잃다
闭经期	bìjīngqī	월경불순
绝经期	juéjīngqī	폐경기
痛经	tòngjīng	생리통
就诊	jiùzhěn	진찰받다, 치료받다
高发病人群	gāofābìng rénqún	발병확률이 높은 환자 (질병 고위험자)
诱发因素	yòufā yīnsù	유발요소
精神刺激	jīngshén cìjī	정신적 자극
脾气暴躁	píqì bàozào	성미가 급하다
抑郁	yìyù	우울하다
忧虑	yōulǜ	걱정하다
惊恐	jīngkǒng	놀라 두려워하다
心情舒畅	xīnqíng shūchàng	마음이 편안하고 안정되다
情绪	qíngxù	정서, 마음
过度波动	guòdù bōdòng	과도하게 불안정하다
饮食起居	yǐnshí qǐjū	일상생활

强光	qiángguāng	강한 빛
阅读	yuèdú	읽다
柔和	róuhé	부드럽다, 온화하다
过度用眼	guòdù yòngyǎn	과도하게 눈을 사용하다

표현 익히기

眼压间断或持续升高
yǎnyā jiànduàn huò chíxù shēnggāo
안압이 단기적으로 혹은 지속적으로 상승하다

导致人类失明的三大致盲眼病之一
dǎozhì rénlèi shīmíngde sāndà zhìmáng yǎnbìng zhīyī
실명을 초래하는 3대 실명 안구 질환 중 하나

有青光眼家族史者，必须定期复查
yǒu qīngguāngyǎn jiāzúshǐzhě bìxū dìngqī fùchá
녹내장 가족력이 있는 사람은 반드시 적극적으로 정기검진을 받아야 한다

一旦有发病征象者，必须积极治疗
yídàn yǒu fābìng zhēngxiàngzhě bìxū jījí zhìliáo
발병 증후가 나타나면 반드시 치료를 받아야 한다

防止视功能突然丧失
fángzhǐ shìgōngnéng tūrán sàngshī
갑작스런 시각기능 상실을 방지한다

及时到眼科就诊
jíshí dào yǎnkē jiùzhěn
신속히 안과에서 검진 받다

具有青光眼高危险因素的人
jùyǒu qīngguāngyǎn gāowēixiǎn yīnsùde rén
녹내장 고위험 요소를 지닌 사람

不良精神因素随时激发青光眼
bùliángjīngshén yīnsù suíshí jīfā qīngguāngyǎn
불안한 심리적 요소는 언제든지 녹내장을 유발한다

平时要保持心情舒畅
píngshí yào bǎochí xīnqíng shūchàng
평소에 편안한 마음상태를 유지하다

避免情绪过度波动
bìmiǎn qíngxù guòdù bōdòng
과도한 정서적 동요를 피한다

生活、饮食起居要规律
shēnghuó、yǐnshí qǐjū yào guīlǜ
규칙적인 일상생활 및 식습관을 갖는다

자주나오는 질문

青光眼是什么样的疾病?
녹내장은 어떤 질병인가요?

眼压持续升高会导致青光眼吗?
지속적인 안압 상승은 녹내장을 발생시키나요?

持续的高眼压会损害视功能吗?
지속적인 안압상승은 시각기능을 손상시키나요?

不及时治疗青光眼，会导致失明吗?
신속하게 녹내장 치료를 받지 않을 경우, 실명하나요?

所有年龄段的人都会发生青光眼吗?
모든 연령대에서 녹내장이 발생하나요?

发现青光眼应及时到眼科就诊吗?
녹내장이 발견되면 신속히 안과검진을 받아야 하나요?

属于高发病人群该如何预防青光眼?
발병확률이 높은 사람들은 녹내장을 어떻게 예방할 수 있나요?

诱发青光眼的主要因素是什么?
녹내장을 유발하는 주요 원인은 무엇입니까?

保持心情舒畅有助于预防青光眼吗?
편안한 마음상태를 유지하면 녹내장을 예방하는 데 도움이 되나요?

통역연습 07-2.mp3

통역브리프

50세의 중국인 리리씨는 친구 소개로 의료관광차 한국을 방문하여 종합병원에서 건강검진을 받은 후 녹내장 소견이 발견되어 안과 의사와 상담하는 내용이다.

의사	안녕하세요? 검사결과를 보니 안압이 상당히 높군요. 녹내장으로 의심됩니다.	您好？您的检结果眼压非常高，被怀疑为青光眼。
환자	青光眼是什么样的疾病?	녹내장은 어떤 질병이죠?
의사	녹내장은 단기적인 혹은 지속적인 안압 상승으로 인한 안구질환인데요, 안구에 초록 빛이 감돌기 때문에 녹내장이라고 하죠.	青光眼是眼压间断或持续升高的一种眼病。因为瞳孔带有青绿色，所以叫青光眼。
환자	检查结果确定是青光眼吗?	검사결과로 볼 때, 녹내장이라고 확진할 수 있나요?
의사	확실한 것은 아니지만 검사가 더 필요할 것 같군요. 녹내장이 아니라면 녹내장이 발병되기 쉬운 고위험 요소를 갖고 계신 겁니다.	现在不敢确定，需要进一步检查。不是青光眼，也许会是具有青光眼危险因素的人。
환자	如果我是属于高发病人群的话，该如何预防呢?	고위험자가 아니라면 어떻게 녹내장을 예방할 수 있나요?
의사	青光眼主要的诱发因素就是长期不良精神刺激，比如脾气暴躁、抑郁、忧虑、惊恐。在不良精神因素	녹내장을 초래하는 주요원인은 장기적인 정신적 자극입니다. 예를 들어 급한 성미, 우울한 감정, 걱정과 두려

	刺激下随时激发青光眼，所以平时要保持心情舒畅，避免情绪过度波动。	움이 모두 해당되죠. 좋지 않은 정신적 요소의 자극으로 언제든지 녹내장이 발생할 수 있어요. 따라서 평소에 마음을 편하게 가지시고, 과도한 정서적 불안, 동요를 피하시는 것이 좋습니다.
환자	还有哪些注意事项?	또 다른 주의사항이 있나요?
의사	규칙적인 생활과 식습관입니다. 흡연과 음주, 진한 차와 커피를 삼가세요. 강한 햇빛을 받으며 책을 읽거나 암실에서 너무 오래 머무르는 것도 좋지 않습니다. 빛은 반드시 부드럽고 온화하게 하고 과도하게 눈을 사용하지 마세요.	生活、饮食起居要规律。禁止烟酒、喝浓茶和咖啡。不要在强光下阅读，暗室停留时间不能过长，光线必须充足柔和，不要过度用眼。

기본 지식 2

青光眼该如何治疗呢?

녹내장, 어떻게 치료해야 할까?

青光眼引起的视功能损伤是极为严重。因此，早期发现、早期诊断和早期治疗是非常重要。对青光眼最好先用药物治疗，若在最大药量下，仍然不能控制眼压，可考虑手术治疗。用药也很讲究，应先用低浓度的药液，后用高浓度的药液滴眼，并根据不同药物的有效，决定每天点药的次数，最重要的是能维持24小时的药效，睡前可用眼膏涂眼。如果紧张是主要因素，可注射维生素B，效果不错。也有滴眼药水的方法。闭角型青光眼，可滴眼毛果芸香碱眼药水缩瞳。开角型青光眼，可滴噻吗心安眼药水，抑制房水生成，从而降低眼压。

녹내장은 심각한 시각 기능 손상을 일으킵니다. 따라서 조기 발견, 조기진단, 조기치료가 무엇보다 중요합니다. 녹내장을 치료하는 데 가장 좋은 방법은 약물치료입니다. 만약 많은 약물이 투여됐음에도 안압을 낮출 수 없다면 수술을 고려해 볼 수 있습니다. 약물 사용에도 많은 주의가 필요합니다. 우선 저농도의 안약을 사용한 뒤, 후에 고농도의 안약을 점안합니다. 또한 각기 다른 안약의 효과에 따라 매일 안약을 넣는 수와 양을 결정합니다. 가장 중요한 것은 24시간 약물의 효과를 유지시켜야 한다는 점입니다. 자기 전 눈 연고를 바를 수 있습니다. 긴장감이 (녹내장을 유발하는) 주요 원인이라면 비타민B를 투여할 수 있으며 어느 정도의 효과를 기대할 수 있습니다. 안약 점안 방법도 있습니다. 폐쇄각 녹내장인 경우에는 필로카르핀 점안액을, 개방각 녹내장의 경우에는 티몰롤 점안액으로, 안방수의 생성을 막고 안압을 낮출 수 있습니다.

假使药物治疗仍然无效，则在采取手术治疗前，可以试试激光疗法。方法是利用激光照射虹膜，形成一个小洞，前后房沟通，以舒解眼压。

약물치료가 효과가 없다면 수술을 하기 전, 레이저치료를 시도할 수 있습니다. 레이저를 홍채에 쏘아 작은 구멍을 만들면 방수의 순환을 돕고 안압을 낮출 수 있습니다.

단어풀이 07-3.mp3

损伤	sǔnshāng	손상시키다
诊断	zhěnduàn	진단하다
药物治疗	yàowù zhìliáo	약물 치료
控制	kòngzhì	억제하다, 통제하다
手术治疗	shǒushù zhìliáo	수술 치료
用药	yòngyào	약을 쓰다
讲究	jiǎngjiu	중요시하다, 신중하게 여기다
低浓度	dīnóngdù	저농도
药液	yàoyè	물약
滴眼	dīyǎn	(안약을) 점안하다
点药	diǎnyào	안약을 넣다
药效	yàoxiào	약효
眼膏	yǎngāo	눈에 바르는 연고
涂眼	túyǎn	눈에 바르다
维生素	wéishēngsù	비타민
眼药水	yǎnyàoshuǐ	안약
闭角型青光眼	bìjiǎoxíng qīngguāngyǎn	폐쇄각 녹내장
毛果芸香碱眼药水	máoguǒyúnxiāngjiǎn yǎnyàoshuǐ	필로카르핀 점안액
缩瞳	suōtóng	동공 수축
开角型青光眼	kāijiǎoxíng qīngguāngyǎn	개방각 녹내장
噻吗心安眼药水	sāimaxīnān yǎnyàoshuǐ	티몰롤 점안액
抑制	yìzhì	억제하다
房水	fángshuǐ	안방수
激光治疗	jīguāng liáo fǎ	레이저 치료
虹膜	hóngmó	홍채
沟通	gōutōng	소통하다, 교류하다 (본문에서는 순환하게 하다의 의미로 사용)
舒解	shūjiě	늦추다, 풀다
视神经	shìshénjīng	시신경
眼底	yǎndǐ	안저

眼胀	yǎnzhàng	눈이 붓다
虹视	hóngshì	홍시증, 달무리가 보이는 현상
视力下降	shìlì xiàjiàng	시력 저하
高度近视	gāodù jìnshì	심한 근시
高度远视	gāodù yuǎnshì	심한 원시
眼底出血	yǎndǐ chūxuè	안저에서 출혈이 발생하다
低血压	dīxuèyā	저혈압
高脂血症	gāozhīxuèzhèng	고지혈증
高危险因素	gāowēixiǎn yīnsù	고위험 요소
体检	tǐjiǎn	신체검사
迹象	jìxiàng	흔적, 자취
定期随诊	dìngqī suízhěn	정기검진

표현 익히기

青光眼引起的视功能损伤是极为严重
qīngguāngyǎn yǐnqǐde shìgōngnéng sǔnshāngshì jíwéi yánzhòng
녹내장은 심각한 시각 기능 손상을 일으킨다.

早期诊断和早期治疗是非常重要
zǎoqī zhěnduàn hé zǎoqī zhìliáoshì fēicháng zhòngyào
조기진단 및 조기치료가 무엇보다 중요하다

睡前可用眼膏涂眼 shuìqián kěyòng yǎngāo túyǎn
자기 전, 눈 연고를 바를 수 있다

最重要的是能维持24小时的药效
zuì zhòngyàodeshì néng wéichí èrshísì xiǎoshíde yàoxiào
가장 중요한 것은 24시간 약효를 유지하는 것이다.

闭角型青光眼滴毛果芸香碱眼药水
bìjiǎoxíng qīngguāngyǎn dīmáoguǒyúnxiāngjiǎn yǎnyàoshuǐ
폐쇄각 녹내장에는 필로카르핀 점안액을 투여한다.

开角型青光眼滴噻吗心安眼药水
kāijiǎoxíng qīngguāngyǎn dīsāimaxīnān yǎnyàoshuǐ
개방각 녹내장에는 티몰롤 점안액을 투여한다.

抑制房水生成可降低眼压
yìzhì fángshuǐ shēngchéng kě jiàngdī yǎnyā
방수의 생성을 억제하면 안압을 낮출 수 있다.

青光眼是要早期发现和诊断
qīngguāngyǎn shì yào zǎoqī fāxiàn hé zhěnduàn
녹내장은 조기에 발견하고 치료해야 한다.

有高危因素的人并不一定有青光眼
yǒu gāowēiyīnsùde rén bìng bùyídìng yǒu qīngguāngyǎn
고위험요소를 가졌다고 해서 반드시 녹내장을 앓는 것은 아니다.

应根据眼科医生的建议定期随诊
yīng gēnjù yǎnkē yīshēngde jiànyì dìngqī suízhěn
안과 의사의 지시에 따라 정기검진을 받아야 한다.

자주나오는 질문

青光眼该如何治疗呢?
녹내장은 어떻게 치료해야 하나요?

青光眼最好先用什么治疗法?
녹내장을 치료할 때, 어떤 치료법을 먼저 선택하는 것이 가장 좋을까요?

闭角型青光眼滴什么样的眼药水?
폐쇄각 녹내장에는 어떤 안약을 넣나요?

开角型青光眼滴什么样的眼药水?
개방각 녹내장에는 어떤 안약을 넣나요?

利用激光照射虹膜可以舒解眼压吗?
레이저를 홍채에 쏘면 안압을 낮출 수 있나요?

青光眼早期发现可以治疗吗?
녹내장을 조기에 발견하면 치료할 수 있나요?

如何早期发现和诊断青光眼?
어떻게 녹내장을 조기에 발견하고 진단할 수 있습니까?

青光眼有什么样的症状?
녹내장은 어떤 증상이 있습니까?

视力不好跟青光眼的发病率有关吗?
시력 저하는 녹내장 발병률과 관련이 있나요?

全身性疾病与青光眼有关吗?
전신질환은 녹내장과 관련이 있나요?

青光眼要定期随诊吗?
녹내장의 경우, 정기적으로 검진을 받아야 합니까?

통역연습 07-4.mp3

통역브리프

50세의 중국인 리리씨는 친구 소개로 의료관광차 한국에 와서 종합병원에서 건강검진을 받은 후 녹내장 소견이 발견되어 안과 의사와 상담하는 내용이다.

환자	患了青光眼能治疗吗?	녹내장을 앓고 있는데 치료할 수 있을까요?
의사	녹내장은 초기에 발견하고 진료받아야 합니다. 발병 초기, 시신경 손상 정도가 가볍고 심하지 않은 경우에 비교적 좋은 치료 효과를 볼 수 있습니다.	青光眼是要早期发现和诊断。只有在青光眼早期，视神经损害很轻或不重的前提下，治疗才能获得较好的效果。
환자	那么，如何早期发现和诊断?	그럼, 어떻게 초기에 발견하고 진단받을 수 있나요?
의사	40세 후에는 매년 안압과 안저에 관한 정기검진을 받아야 합니다. 검진	40岁后，每年必须定期查眼压、眼底。体检中被怀疑有青光眼者,应

	중 녹내장이 의심된다면 즉시 병원에서 정밀검사를 받아야 하고요. 또한 녹내장 가족력이 있는 경우, 모든 가족이 꼼꼼히 검진을 받고 그 후로도 오랫동안 정기적으로 검진받아야 합니다.	该尽快到医院做精密检查。还有青光眼家族史者，每一位家庭成员都应认真检查一次，还要长期的定期观察。
환자	青光眼有什么样的症状?	녹내장 증상은 무엇인가요?
의사	가장 보편적인 증상으로는 안구팽창, 두통, 홍시증, 시력저하 등이 있습니다.	青光眼常见的症状有眼胀、头痛、虹视、视力下降等。
환자	如果视力不好，青光眼的发病率也高吗?	만약 시력이 좋지 않다면, 녹내장 발병 확률도 높은 건가요?
의사	그렇습니다. 심각한 근시나 원시, 안저 출혈증상은 모두 녹내장을 유발할 수 있습니다. 녹내장과 관련된 전신질환, 예를 들어 당뇨병이나 고혈압, 고지혈 등을 앓고 있다면 반드시 정기검진을 받아야 합니다.	是的，如果患有高度近视、高度远视以及眼底出血等，都会引发青光眼。患有与青光眼有关的全身性疾病，如糖尿病、高血压、低血压、高脂血症等的人也应该定期检查。
환자	有高危险青光眼因素的人该怎么办?	녹내장이 발병할 수 있는 고위험자들은 어떻게 해야 하죠?
의사	고위험자라고 해서 반드시 녹내장을 앓는 것은 아닙니다. 하지만 첫 검진 결과 녹내장 증상이 없다고 해서 이후에도 녹내장이 발병되지 않는다고 장담할 수 없어요. 따라서 안과 의사의 지시에 따라 정기적으로 검진 받으셔야 합니다.	有高危险因素的人并不一定有青光眼，但初次检查结果没有青光眼迹象，并不保证以后不发生青光眼，所以要根据眼科医生的建议定期随诊。

연습문제

1. 다음 뜻이 맞는 단어끼리 서로 연결하세요.

过度用眼	성미가 조급함
脾气暴躁	정서불안정
抑郁	마음이 평안함
心情舒畅	과도한 눈 사용
情绪波动	우울함

2. 다음 문장을 듣고 맞는 것에 (○), 틀린 것에 (×)하세요. 07-5.mp3

1) 青光眼是指眼压间断或持续升高的一种眼病。(　　)
2) 持续的高眼压可以给眼球各部分组织带来损害。(　　)
3) 只有后天性疾病可以引发青光眼。(　　)
4) 妇女闭经期、绝经期痛经，可致眼压下降。(　　)
5) 有青光眼发病征象者，必须要观察。(　　)

3. 다음 녹내장의 정신적 유발요인이 아닌 것은?

1) 抑郁　　2) 忧虑
3) 惊恐　　4) 高血压

4. 녹내장 고위험군에 속하는 사람의 녹내장 주의사항이 아닌 것은?

1) 饮食起居规律　　2) 禁止烟酒
3) 喝浓茶和咖啡　　4) 不要过度用眼。

5. 녹내장에서 가장 우선시 해야 될 치료는?

1) 手术治疗　　2) 药物治疗
3) 激光疗法

6. 녹내장의 주요원인이 긴장으로 인한 것이라면 어떤 치료를 해야 하나?

1) 注射维生素A
2) 注射维生素B
3) 注射维生素C
4) 可注射维生素D

7. 개방형 녹내장에는 어떤 안약을 주입해야 하나?

1) 噻吗心安眼药水
2) 毛果芸香碱眼药水

8. 녹내장의 증상이 아닌 것은?

1) 眼胀
2) 头痛
3) 虹视
4) 缩瞳

9. 녹내장 발병률과 관계가 없는 것은?

1) 高度远视
2) 高脂血症
3) 眼底出血
4) 虹视

학습정리

1.

1) 青光眼: 是指眼压间断或持续升高的一种眼病,瞳孔多少带有青绿色。

2) 持续的高眼压
  (1) 给眼球各部分组织带来损害。
  (2) 视功能

3) 如不及时治疗，会导致失明。

4) 引发青光眼的因素
  (1) 后天性疾病(糖尿病、高血压)
  (2) 有青光眼家族史
  (3) 高危险因素者

5) 青光眼高发病人群该如何预防呢?
  (1) 保持心情舒畅
  (2) 避免情绪过度波动

6) 引发青光眼高的不良精神因素是什么? 脾气暴躁、抑郁、忧虑、惊恐等。

7) 青光眼发病人群该注意哪些事项?
  (1) 饮食起居要规律
  (2) 禁止烟酒、喝浓茶和咖啡
  (3) 不要在强光下阅读
  (4) 不要在暗室停留很长时间
  (5) 不要过度用眼

2.

1) 如何治疗青光眼?
  (1) 先用药物治疗
  (2) 用激光疗法照射虹膜
  (3) 手术治疗

2) 滴眼药水的方法

(1) 先用低浓度的药液

(2) 后用高浓度的药液滴眼

3) 闭角型青光眼滴毛果芸香碱眼药水

4) 开角型青光眼滴噻吗心安眼药水

5) 眼药水的效果是什么?

(1) 缩瞳

(2) 抑制房水生成，降低眼压。

6) 如何早期发现和诊断青光眼?

(1) 40岁后，每年定期检查眼压、眼底。

(2) 有青光眼家族史者，要长期定期观察。

7) 青光眼有什么样的症状?

(1) 眼胀

(2) 头痛

(3) 虹视

(4) 视力下降

8) 跟青光眼的发病率有关的疾病是什么?

(1) 高度近视

(2) 高度远视

(3) 眼底出血

(4) 全身性疾病: 糖尿病、高血压、低血压、高脂血症等

8과_

복습

학습내용

안구미백, 백내장, 녹내장 내용을 듣기 연습과 문제풀기를 통해 재 학습.

학습목표

안구미백, 백내장, 녹내장의 핵심내용을 재정리하고 내용을 정확하게 익힐 수 있다.

1. 다음 내용을 듣고 아래 질문에 대답하세요. 08-1.mp3

眼球白色部分叫巩膜，其表面覆盖一层薄薄的、透明的结膜组织，称之为球结膜。正常的球结膜组织透明、表面光滑、湿润，有弹性。结膜内部分布着毛细血管，在正常情况下，毛细血管是透明的。相反，如果球结膜发生病变，就会使眼睛布满红血丝，发黄； 眼睛美白术，是通过对球结膜局部病变的清除，重新使眼睛恢复洁白无瑕的一种新的治疗方法。

1) 안구 백색 부분을 뭐라고 이름하나요?

(1) 球结膜　　(2) 巩膜
(3) 白眼球　　(4) 瞳孔

2) 안구 백색부분을 덮고 있는 투명한 결막조직을 뭐라고 하나요?

(1) 巩膜　　(2) 白眼球
(3) 球结膜　　(4) 红血丝

3) 결막 내에 분포 된 것은?

(1) 红血丝　　(2) 结膜组织
(3) 毛细血管　　(4) 球结膜

4) 결막에 병변이 생기면 어떤 현상이 일어납니까?

(1) 洁白　　(2) 发黄
(3) 湿润　　(4) 光滑

2. 아래 괄호 안에 알맞은 단어를 써 넣으세요.

(1) 我平时长时间在电脑屏幕前工作或经常(　　　　　)。
(2) 受(　　　　)及粉尘刺激、(　　　　)等等原因造成眼睛发红、长期充血。
(3) 关于单纯的红血丝，可以采取(　　　　　)的方法，眼睛就很白净了。
(4) 影响眼睛视力的最重要器官是(　　　　　)，它在眼球的最后方。
(5) 视力矫正手术是做黑眼球手术，(　　　　　)是做白眼球手术。

3. 아래 단어에 맞는 중국어 단어를 보기에서 고르세요.

干眼症 麻醉 睫毛膏 干涩 隐形眼镜 复查 复发

(1) 안구건조증
(2) 재검사
(3) 마스카라
(4) 콘텍트 렌즈
(5) 마취하다
(6) 뻑뻑하다
(7) 재발하다

4. 다음 대화를 듣고 내용과 맞으면 (○), 틀리면 (×)를 하세요. 08-2.mp3

환자 眼睛美白术疼吗?

의사 眼睛美白术在手术时使用麻醉专用眼药水麻醉，整个治疗过程中只有轻微的触痛感，几乎没有疼痛的感觉。

환자 手术效果能维持多长时间?

의사 手术后如果过度使用眼睛或接受大量紫外线等管理不周，可能会复发。

환자 眼睛美白手术后都要注意什么?

의사 一周内不要用水洗脸，以防止眼睛里进水造成感染，按时复查，按时滴眼药，两个月内禁止饮酒。

환자 可以化妆吗?

의사 为防止粉质化妆品进入眼睛里，所以要两个月以后才能化眼妆。

환자 平时经常带隐形眼镜，什么时候可以开始戴隐形眼镜?

의사 最好不要戴隐形眼镜,可能会刺激眼睛充血；如果必须戴，也要两个月后戴。

(1) 眼睛美白术在手术时感觉很痛。(　)
(2) 眼睛美白手术后接受大量紫外线，眼睛没有其他病变。(　)
(3) 眼睛美白手术一个月后可以化眼妆。(　)
(4) 眼睛美白手术后可以马上戴隐形眼镜。(　)
(5) 眼睛美白手术后要按时复查。(　)

5. 다음 문장을 듣고 질문에 답하세요. 08-3.mp3

人眼内有一个叫晶状体。晶状体位于虹膜的后面，是一个双面凸的无色透明体。从外界进入眼内的光线，在由角膜到达视网膜的过程中必定要通过晶状体。正常的晶状体是透明的。白内障是晶状体发生变性，混浊而形成的。

1) 수정체에 대한 설명으로 틀린 것은?

(1) 形状凸出　　(2) 无色的
(3) 透明体　　(4) 混浊的

2) 수정체는 어느 부위에 위치하고 있나요?

(1) 角膜　　(2) 视网膜
(3) 虹膜

6. 다음 문장을 듣고 질문에 답하세요. 08-4.mp3

引起白内障的原因很多，除遗传的先天性白内障以外，常见的是老年性白内障。老年性白内障发病的原因尚未完全揭示，可能与老化、代谢异常、营养不良等有关。据调查，高原地区以及阳光辐射较多的地区，白内障的发病率相对增高，中国西藏地区发病率最高。另外，临床上常见的糖尿病、甲状腺功能减退等也都可引起白内障。

1) 백내장을 일으키는 원인이 아닌 것은?

(1) 老化　　(2) 代谢异常
(3) 高血压　　(4) 营养不良

2) 쉽게 발생하는 백내장은 어떤 백내장인가요?

(1) 先天性白内障
(2) 老年性白内障。

3) 중국 티벳지역의 백내장 발병률이 높은 이유가 아닌 것은 무엇입니까?

(1) 高山区　　(2) 阳光辐射

(3) 营养不良

4) 백내장으로 인해 유발되는 병이 아닌 것은?

(1) 糖尿病　　(2) 甲状腺功能减退

(3) 老化

7. 다음 대화를 듣고 질문에 답하세요. 08-5.mp3

환자　我什么都看不清楚，视野模糊。

의사　这是白内障症状。如果症状严重的话，在光线充足的地方也看不清一切事物，出现昼盲现象。还经常感觉到眼睛刺痛和酸痛。

환자　可是近距离的事物不戴老花镜也看得清楚。

의사　对这种现象有些老年人误认为视力有所好转，但这是白内障一时的现象。

환자　为什么会产生白内障?

의사　我们的眼睛结构和功能像照相机，其中眼睛内的晶状体扮演镜头的功能。正常的情况下，晶状体是透明的。白内障是晶状体浑浊而发生。

환자　那么，是否会导致失明?

의사　如果不做手术继续发展下去，视力恶化会致盲。

1) 백내장의 증상이 아닌 것은?

(1) 视野清楚　　(2) 眼睛刺痛

(3) 眼睛酸痛

2) 백내장이 생기는 원인은?

(1) 视野模糊　　(2) 戴老花镜

(3) 晶状体浑浊

3) 백내장이 악화되면 결국에는 어떻게 되나요?

(1) 晶状体浑浊　　(2) 致盲
(3) 视力恶化

8. 다음 밑줄 친 부분에 들어갈 단어를 보기에서 골라 넣으세요.

角膜，局部麻醉，显微镜，手术

白内障治疗方法有药物治疗和手术治疗。药物治疗没有确切的效果。一般只有＿＿＿＿＿＿才能治疗白内障。由于手术＿＿＿＿＿＿和人工晶状体的应用，缝线材料和＿＿＿＿＿＿方法的改进，近30年来白内障手术取得了重大的进展。目前多采用白内障摘除术治疗，术后在眼内植入人工晶状体或＿＿＿＿＿＿接触镜以矫正视力。那么,如何预防白内障呢?

9. 다음 문장을 듣고 질문에 답하세요. 08-6.mp3

第1，避免强烈的日光照射。在户外活动时，带上太阳镜或遮阳帽，可有效预防射线对晶状体的损伤。
第2，保持心情开朗 不易动怒。
第3，用眼过度后应适当放松，久坐工作者应间隔1-2小时起身活动10-15分钟，举目远眺，或做眼保健操。要有充足的睡眠，及时恢复疲劳。

1) 晶状体损伤的原因是什么？

(1) 带上太阳镜出门
(2) 户外活动时，戴遮阳帽
(3) 照射强烈的日光

2) 白内障手术后对眼睛有害的生活方式是什么？

(1) 做眼睛保健操　　(2) 睡眠充足
(3) 心情开朗　　(4) 做激烈的运动

3)为什么要避免强烈的阳光照射？

(1) 可以保持心情开朗
(2) 不易动怒
(3) 有效预防对晶状体的损伤

10. 다음 대화를 듣고 질문에 답하세요. 08-7.mp3

환자	如何治疗白内障？服药可以治疗吗？
의사	白内障治疗方法一般只有手术才可。如果做手术治愈率可达到95%。
환자	白内障手术是怎么做的？
의사	白内障手术一般是摘除混浊的晶状体，植入人工晶状体。
환자	手术会很疼吗？
의사	手术时，先在眼里滴两下眼药水麻醉，所以是在没有疼痛之下进行手术。术后马上可以正常生活，术后当天可以出院。
환자	术后有哪些注意事项？
의사	术后1-2周， 直到伤口愈合为止，需要避免外伤、不要揉眼睛。并且户外活动时一定要戴太阳镜或遮阳帽。
환자	白内障患者都应该做哪些努力？
의사	白内障是随着老化营养不良、紫外线过度照射导致的。尤其是糖尿病最容易并发白内障，要及时有效地控制血糖。多吃含丰富的蛋白质、钙、多食含维生素A、B、C、D的食物。

1) 다음 문장을 듣고 위의 대화의 내용과 부합되면 (○), 부합되지 않으면 (×)를 하세요.

(1) 백내장은 약물로 고치면 95%의 치유율을 나타낸다. ( )
(2) 백내장 수술은 혼탁한 수정체를 제거하고 대신 인공수정체를 삽입한다. ( )
(3) 백내장 수술은 매우 아프다. ( )
(4) 백내장 수술 후 며칠 동안 입원해 있어야 한다. ( )

2) 백내장 수술 후 주의사항이 아닌 것은?

(1) 避免外伤 (2)眼睛运动
(3) 户外活动戴太阳镜

3) 백내장 환자가 평소 주의해야 할 사항이 아닌 것은?

(1) 营养充足 (2) 紫外线照射
(3) 控制并发症

4) 다음 단어에 알맞은 중국어 단어를 쓰세요.

(1) 단백질
(2) 칼슘
(3) 비타민

11. 다음 내용을 듣고 질문에 답하세요. 08-8.mp3

환자 如果我是属于青光眼高发病人群的话，该如何预防呢？

의사 青光眼主要的诱发因素就是长期不良精神刺激，比如脾气暴躁、抑郁、忧虑、惊恐。在不良精神因素刺激下会随时诱发青光眼，所以平时要保持心情舒畅，避免情绪过度波动。

환자 还有哪些注意事项？

의사 生活、饮食起居规律。禁止烟酒、喝浓茶和咖啡。不要在强光下阅读，暗室停留时间不能过长，光线必须充足柔和，不要过度用眼。

1) 다음 알맞은 것끼리 짝 지으세요.

성미가 급하다	脾气暴躁
걱정하다	抑郁
놀라 두려워하다	忧虑
우울하다	惊恐

2) 녹내장 환자나 고위험군에 있는 사람이 평소 주의해야 할 사항에 (*)로 표기 하세요.

(1) 生活要规律（ ）
(2) 禁止烟酒（ ）
(3) 喝浓茶和咖啡（ ）
(4) 不要在强光下阅读（ ）

(5) 在暗室停留时间要长（　　）

(6) 不要过度用眼（　　）

12. 다음 문장을 듣고 아래 질문에 답하세요. 08-9.mp3

青光眼引起的视功能损伤极为严重。因此，早期发现、早期诊断和早期治疗非常重要。对青光眼最好先用药物治疗，若用药物不能控制眼压，可考虑手术治疗。用药应先用低浓度，后用高浓度的药液滴眼，并根据不同药物的药效，决定每天点药的次数，最重要的是能维持24小时的药效，睡前可用眼膏涂眼。如果紧张是主要因素，可注射维生素B，效果不错。也有滴眼药水的方法。假使药物治疗仍然无效，则在采取手术治疗前，可以试试激光疗法。

1) 녹내장의 치료 순서는?

(1) 약물치료-레이저 치료-수술

(2) 레이저치료- 약물치료-수술

(3) 약물치료-수술-레이저치료

2) 만약 긴장이 주 원인이 되어 녹내장이 발병하였다면 어떤 비타민을 주사하면 효과가 있나요?

(1) 비타민A

(2) 비타민B

(3) 비타민C

3) 녹내장 약물치료에 알맞은 것은?

(1) 저농도 안약에서 농도가 높은 안약으로

(2) 농도가 높은 안약에서 저농도 안약으로

13. 다음 대화를 듣고 아래 질문에 답하세요. 08-10.mp3

환자 青光眼有什么样的症状?

의사 青光眼常见的症状有眼胀、头痛、虹视、视力下降等。

환자 如果视力不好，青光眼的发病率也高吗?

의사 是的，如果患有高度近视、高度远视以及眼底出血等，都会引发青光眼。患有与青光眼有关的全身性疾病，如糖尿病、高血压、低血压、高脂血症等的人也应该定期检查。

1) 녹내장의 증상이 아닌 것은?

(1) 眼胀　　(2) 虹视
(3) 视力下降　　(4) 眼睛疲劳

2) 녹내장을 일으키는 원인이 아닌 것은?

(1) 高度近视　　(2) 高度远视
(3) 眼底出血　　(4) 眼压下降

9과_

피부과

얼굴주름성형 面部除皱整形手术

학습내용

얼굴주름 제거 수술에 대한 명칭, 얼굴주름 제거 방법과 효과에 대해 학습한다.

학습목표

얼굴주름성형부위, 명칭, 수술원리 등을 익혀 이 분야의 의사소통을 능숙하게 하는 것을 목표로 한다.

기본 지식

面部除皱术已经非常成熟，适合所有老化者。每年全球有数十万人接受手术，手术效果较理想。面部老化随着年龄、营养、遗传、环境、身体状况而不同。一般来讲，青春期过后，人的容貌逐渐老化，皮肤松弛、产生皱纹。随着社会进步，人们对自己的形象要求越来越高，过去通常认为要到40岁以后才需要进行面部除皱术的观念，现在已经改变了，二十几岁到七十岁的人都适合做除皱术。从年龄来看，35岁到50岁皱纹不明显的时後做效果最佳；从皮肤状况来看，面部皱纹多而且明显，皮下脂肪少，脸型瘦长的人效果比较好。

얼굴성형술은 매우 발달하여 모든 노화진행자들에게 적합하다. 매년 전 세계 수십만의 사람들이 시술을 받으며 수술효과도 매우 좋다.

사람의 연령, 영양, 유전, 환경, 몸 상태 등의 서로 다름에 따라 얼굴은 노화되어 간다. 청춘기를 지난 후, 얼굴은 점차 노화가 되어 피부가 늘어지고 주름이 생긴다. 사회가 발전됨에 따라 사람들은 자신의 이미지에 요구가 점차 높아간다. 과거 40세 이후에야 얼굴주름성형술을 한다고 생각하는 사람들의 개념이 지금은 이미 변화되어, 20살이 넘어 70세의 연령층의 사람들 모두에게 주름제거 성형술이 적합하게 되었다. 연령적인 측면에서 보면 35세에서 50세까지 얼굴주름이 선명하지 않을 때 (제거수술을) 하면 효과가 가장 뛰어나다. 피부 상황으로 볼 때 얼굴 주름이 많고, 주름이 깊고, 피하지방이 적고, 얼굴형이 길고 뾰족한 사람이 수술효과가 매우 좋다.

除皱术因患者老化部位和程度不同，手术范围和方法也不同。按照手术部位，面部除皱整形可分除去额部皱纹、眉间皱纹、鱼尾纹，鼻唇沟纹、颈部皱纹等，还有把下垂的外眼角上提的手术，也可上提面颈部松垂的皮肤，消除双下巴。

주름제거성형술은 환자의 노화부위와 정도가 다름에 따라 수술범위와 방법도 다르다. 수술부위에 따라 이마주름제거, 미간주름, 눈꼬리주름, 팔자주름, 목주름 등이 있고, 처진 눈꼬리를 위로 치켜 올리는 수술, 처진 목주름 피부를 위로 올리는 수술, 그리고 이중턱을 제거하는 수술 등이 있다.

手术方法，大体上可分传统式的手术方法和利用新技术的手术方法。前

수술방법에는 전통적인 수술방식과 신기술을 이용한 수술방법이 있으며, 전

者有额部、面部、颈部除皱整形术；后者有激光除皱术、胶原蛋白注射除皱术等。

자는 이마, 얼굴, 목부의 주름을 제거하는 수술이고, 후자는 레이저를 이용한 주름 제거술과 콜라겐을 주사하는 필러 주입술이 있다.

단어풀이 09-1.mp3

除皱术	chúzhòushù	주름제거술
面部除皱整形手术 (=面部除皱术)	miànbù chúzhòu zhěngxíng shǒushù (= miànbù chúzhòushù)	얼굴주름성형
适合	shìhé	적합하다
老化者	lǎohuàzhě	노화된 사람
效果理想	xiàoguǒ lǐxiǎng	효과가 이상적이다
随着	suízhe	…에 따라서
营养	yíngyǎng	영양
遗传	yíchuán	유전
环境	huánjìng	환경
身体状况	shēntǐ zhuàngkuàng	신체상황
青春期	qīngchūnqī	사춘기
容貌	róngmào	용모
逐渐	zhújiàn	점차
老化	lǎohuà	노화되다
观念	guānniàn	개념
皱纹	zhòuwén	주름
明显	míngxiǎn	현저하다
效果最佳	xiàoguǒzuìjiā	효과가 가장 좋다
皮肤状况	pífū zhuàngkuàng	피부상황
松弛	sōngchí	늘어지다
皮下脂肪	píxiàzhīfáng	피하지방
脸型瘦长	liǎnxíng shòucháng	얼굴이 길고 뾰족하다
老化部位	lǎohuàbùwèi	노화부위

程度	chéngdù	정도
手术范围	shǒushùfànwéi	수술범위
拥有	yōngyǒu	가지다
青春美丽	qīngchūn měilì	젊고 아름답다
面部	miànbù	얼굴
面部皱纹	miànbù zhòuwén	얼굴주름
额部皱纹	ébù zhòuwén	이마주름
眉间皱纹	méijiān zhòuwén	미간주름
鱼尾纹	yúwěiwén	눈가주름
鼻唇沟纹 (=八字皱纹)	bíchún gōuwén (=bāzìzhòuwén)	팔자주름
颈部皱纹	jǐngbù zhòuwén	목주름
外眼角	wàiyǎnjiǎo	눈꼬리
上提	shàngtí	위로 올리다
消除	xiāochú	없애다
双下巴	shuāngxiàba	이중턱
激光除皱术	jīguāng chúzhòushù	레이저주름제거술
胶原蛋白注射除皱术	Jiāoyuándànbái zhùshè chúzhòushù	콜라겐주입술(필러주입술)

표현 익히기

面部除皱术非常成熟。
miànbù chúzhòushù fēicháng chéngshú
얼굴주름성형술이 매우 발달하다

手术效果较理想。
shǒushù xiàoguǒ jiào lǐxiǎng
수술효과가 좋다

人的容貌逐渐老化。
rénderóngmào zhújiàn lǎohuà
사람의 외모는 점차 노화한다

皮肤松弛、产生皱纹。
pífū sōngchí chǎnshēng zhòuwén
피부가 늘어나면서 주름이 생기다

皮下脂肪少，脸型瘦长。
píxià zhīfáng shǎo, liǎnxíng shòucháng
피하지방이 적고 얼굴이 뾰족하다

下垂的外眼角上提手术。
xiàchuíde wàiyǎnjiǎo shàngtí shǒushù
쳐진 눈을 치켜 올리는 수술

上提面颈部松垂的皮肤。
shàngtí miànjǐngbù sōngchuíde pífū
얼굴과 목의 쳐진 피부를 올린다

消除双下巴。
xiāochú shuāngxiàba
이중턱을 제거하다

激光除皱术。
jīguāng chúzhòushù
레이저 수술

胶原蛋白注射除皱术。
jiāoyuán dànbái zhùshè chúzhòushù
콜라겐주입술(필러주입술)

자주나오는 질문

面部除皱术适合什么人?
얼굴주름성형술은 누구에게 적합합니까?

面部除皱术效果好吗?
얼굴주름성형술은 수술효과가 좋습니까?

您的脸部皮下脂肪少吗?
얼굴에 피하지방이 적습니까?

您的脸型瘦长吗?
얼굴형이 길고 뾰족합니까?

可以把下垂的眼角上提吗?
처진 눈꼬리를 위로 치켜 올릴 수 있습니까?

可以上提颈部松弛的皮肤吗?
처진 목주름을 위로 올릴 수 있습니까?

你想消除双下巴吗?
이중턱을 제거하려고 합니다.

利用激光可以去除面部皱纹吗?
레이저를 이용해 얼굴 주름을 제거할 수 있습니까?

注射胶原蛋白可以去除皱纹吗?
콜라겐을 주입하여 주름을 제거 할 수 있습니까?

통역연습 09-2.mp3

지난 시간에는 저희가 얼굴주름제거 시술에 대한 용어와 수술방법, 수술효과, 수술적합한 연령층 등에 대한 중국어 자료를 바탕으로 그에 따른 내용을 배웠습니다. 이번 시간에는 실제상황에서 통역연습을 하겠습니다. 우선 통역상황을 보면 다음과 같습니다.

통역브리프

40세가 넘은 중국인 여성이 친구의 소개로 눈가의 주름과 팔자주름 성형을 위해 한국의 한 피부성형외과를 사전 예약하고 입국하였다. 다음은 성형외과 의사와의 상담 내용이다.

의사	어서오세요.	您好!
환자	您好!	안녕하세요!

의사	주름제거 시술 하시고 싶다고요? 어디 부위의 주름을 제거하고 싶으세요?	您想做皱纹祛除手术吗？您想做哪个部位呢？
환자	眼皮皱纹很多，看起来年纪大。还有嘴边的八字皱纹。为什么会产生这么多的皱纹？	눈가주름이 많아 나이 들어 보입니다. 그리고 입가의 팔자주름도요. 왜 주름이 많이 생기죠?
의사	주름은 세월의 따라 자연히 생기지만, 자외선이나 생활습관도 영향이 있습니다.	皱纹是随着年龄自然会产生的，可是紫外线和生活习惯也有影响。
환자	比起我的年龄，我的皱纹特别多。	그런데 전 나이에 비해 주름이 좀 많은 편이에요.
의사	자외선에 많이 노출되어도 생깁니다. 자외선은 엘라스틴과 콜라겐을 파괴시켜, 자연적인 노화보다 주름 생성에 더 큰 영향을 줍니다. 평소에 자외선에 많이 노출 되어 있나요?	被紫外线曝光，也会产生皱纹。紫外线破坏弹力素和胶原蛋白，这比自然老化更严重。您平时经常被暴露在紫外线吗？
환자	不会的，可是平时皮肤有点干燥。	아니요, 피부가 좀 건조한 편입니다.
의사	피부 세포 조직 내에 수분이 많으면 피부가 탄력 있고 건강하지만 피부가 건조해지면 수분이 부족해 피부가 건조해지면 탄력이 떨어지고 주름이 생기게 됩니다. 그 외에 스트레스와 수면 부족, 영양이 부족할 경우에도 주름이 생깁니다.	皮肤细胞组织内水分多，皮肤有弹性，可以维持健康的皮肤，但水分不足，皮肤干燥的话，弹性下降，就会产生皱纹。还有压力和睡眠不足、营养不良也会产生皱纹。
환자	去除眼皮皱纹是否可以用肉毒素？	눈가주름 제거성형에 보톡스(시술)을 사용할 수 있나요?
의사	눈가주름은 간편한 보톡스나 필러시술이 가능합니다. 보톡스는 근육의 움직임을 억제하여 주름이 없어지게 하	眼皮皱纹可以用肉毒素和填充术。肉毒素是抑制肌肉的运动而消除皱纹，是最简单最有效的方法。对眼

	는 것으로 가장 간편하고, 가장 효과적인 방법입니다. 눈가 주름에 효과가 확실하여 한번 수술로 4~6개월 정도 유지됩니다.	皮手术非常有效，一次手术可以维持4到6个月。
환자	如果可以用肉毒素来治疗的话，术后要注意哪些事项?	만약 보톡스로 치료가 가능하다면, 수술 후 어떤 사항을 주의해야 하나요?
의사	시술 직후 눈을 비비지 말고, 시술 당일은 메이크업도 하지 말아야 합니다. 간혹 약하게 멍이 드는 경우도 있으나 걱정하지 않으셔도 됩니다.	手术后，不要揉眼睛，当天不要化妆。会产生淤青，但不必担心。
환자	怎么治疗八字型皱纹?	팔자주름은 어떻게 치료하나요?
의사	필러 주입과 지방이식 등의 수술방법이 있는데 필러 주입이 효과적입니다. 많이 늘어진 볼살은 재생레이저로 리프팅 시켜주면 효과가 좋습니다.	有填充术和脂肪移植手术，但填充术比较有效。对下垂的脸皮，做激光手术会拉紧脸皮。
환자	所谓的填充术是怎么做的?	필러시술은 어떻게 하는 것인가요?
의사	필러는 주름부위에 주사를 이용해 보충물을 채워주는 방식입니다. 재료에 따라 1~5년 정도 지속됩니다. 간혹 약하게 멍이 들 수 있으나 일주 정도면 사라집니다.	填充术是利用注射器来在皱纹部位填加填充剂的一种方式。按照不同材料可以维持1到5年。
환자	术后，可以马上工作吗?	시술 후, 바로 사회생활이 가능한가요?
의사	당장 가능합니다. 하지만 당일은 시술부위를 만지지 말고 메이크업도 하지 말아야 합니다.	一点没问题。但术后当天不要摸手术部位，也不要化妆。

환자	为了预防皱纹平时要养成什么样的习惯?	주름예방을 위해 평소에 어떤 습관을 길러야 하나요?
의사	우선, 자외선 차단을 철저히 해야 합니다. 매 2~3시간마다 덧바르는 것이 좋습니다. 그리고 스트레스 상황을 피하시고 항상 즐겁게 생활하십시요. 지나친 음주나 흡연을 피하고 평소 노화 예방을 위해 주기적으로 피부관리를 하도록 하세요.	首先彻底的涂防晒霜。每2-3个小时，涂一次较好。尽量避免受压力，生活要快乐。避免喝酒、吸烟，为了预防老化做定期性的皮肤保养。
환자	谢谢您！那么，今天就可以做吗?	감사합니다. 그럼 오늘 수술할 수 있습니까?
의사	네 그렇습니다.	可以做。

단어풀이 09-3.mp3

皱纹祛除手术	zhòuwén qūchúshǒushù	주름제거수술
年纪大	niánjì dà	나이가 많다
嘴边	zuǐbiān	입가
弹力素	tánlìsù	엘라스틴
胶原蛋白	jiāoyuán dànbái	콜라겐
紫外线	zǐwàixiàn	자외선
曝光 / 暴露	bàoguāng / bàolù	햇볕에 노출되다
干燥	gānzào	건조하다
皮肤细胞组织内	pífū xìbāo zǔzhīnèi	피부조직내
弹性下降	tánxìng xiàjiàng	탄력이 떨어지다
维持健康	wéichí jiànkāng	건강을 유지하다
肉毒素	ròudúsù	보톡스
填充术	tiánchōngshù	필러시술
抑制	yìzhì	억제하다
肌肉	jīròu	근육
维持	wéichí	유지하다
治疗	zhìliáo	치료/ 치료하다
术后	shù hòu	수술 후
揉眼睛	róu yǎnjīng	눈을 비비다
化妆	huàzhuāng	화장/ 화장하다
淤青	yūqīng	멍이들다
不必担心	búbì dānxīn	걱정하지마라
脂肪移植手术	zhīfáng yízhí shǒushù	지방이식수술
下垂的脸皮	xiàchuí de liǎnpí	처진얼굴
激光手术	jīguāng shǒushù	레이저수술
拉紧脸皮	lājǐn liǎnpí	얼굴피부를 당겨주다
注射器	zhùshèqì	주사기
填加	tiánjiā	첨가하다
材料	cáiliào	재료
当天	dāngtiān	그 날
摸(手术部位)	mō (shǒushù bùwèi)	만지다

预防	yùfáng	예방/ 예방하다
养成习惯	yǎngchéng xíguàn	습관을 기르다
彻底的	chèdǐde	철저히
涂	tú	바르다
防晒霜	fángshài shuāng	썬크림
不受压力	búshòu yālì	스트레스 받지 않다
预防老化	yùfáng lǎohuà	노화를 방지하다
保养皮肤	bǎoyǎng pífū	피부를 관리하다
避免	bìmiǎn	피하다

표현 익히기

皱纹随着年龄自然会产生
zhòuwén suízhe niánlíng zìrán huì chǎnshēng
주름은 나이가 들면서 자연스럽게 생기다

紫外线和生活习惯也有影响
Zǐwàixiàn hé shēnghuó xíguàn yě yǒu yǐngxiǎng
자외선과 생활습관의 영향도 있다

被紫外线曝光，会产生皱纹
Bèi zǐwàixiàn bàoguāng huì chǎnshēng zhòuwén
자외선에 노출되면 주름이 생긴다

紫外线破坏弹力素和胶原蛋白
Zǐwàixiàn pòhuài tánlìsù hé jiāoyuán dànbái
자외선은 엘라스틴과 콜라겐을 파괴시킨다

皮肤水分不足会产生皱纹
pífū shuǐfèn bùzú huì chǎnshēng zhòuwén
피부 수분이 부족하면 주름이 생긴다

压力和睡眠不足会产生皱纹
Yālì hé shuìmián bùzú huì chǎnshēng zhòuwén
스트레스와 수면부족은 주름을 생기게 한다

肉毒素抑制肌肉的运动
Ròudúsù shì yìzhì jīròu de yùndòng
보톡스는 근육의 움직임을 억제한다

填充术是利用注射器填加填充剂
Tiánchōngshù shì lìyòng zhùshèqì tiánjiā tiánchōngjì
필러시술은 주사기를 이용해 보충물을 주입한다

涂防晒霜。
Tú fángshài shuāng
썬크림을 바르다

尽量避免受压力。
Jǐnliàng bìmiǎn shòu yālì
스트레스를 받지 마세요

자주나오는 질문

您想做除皱术吗?
주름제거 시술을 하고 싶다고요?

您想做哪个部位呢?
어느 부위를 하고 싶으세요?

您平时经常暴露在紫外线吗?
평소에 자외선에 많이 노출 되어 있나요?

你平时会感觉到皮肤有点干燥吗?
피부가 평소 건조하세요?

平时受很多压力吗?
평소에 스트레스를 많이 받으시나요?

一次肉毒素手术可以维持几个月呢?
보톡스 한번 시술로 어느 정도 유지 할 수 있나요?

手术后，当天可以化妆吗?
시술 후 바로 메이크업 해도 되나요?

做激光手术会拉紧脸皮吗?
재생레이저로 리프팅이 가능한가요?

术后，可以马上工作吗?
시술 후, 바로 사회생활이 가능한가요?

为了预防皱纹平时要养成什么样的习惯?
주름예방을 위해 평소 어떤 습관을 길러야 하나요?

연습문제

1. 다음 표현에 알맞은 중국어를 고르시오.

颈部皱纹/ 皮肤松弛 / 额部皱纹/ 眉间皱纹/ 鱼尾纹/ 八字皱纹

1) 피부가 처지다
2) 팔자주름
3) 눈가주름
4) 미간주름
5) 이마주름
6) 목주름

2. 다음 괄호 안에 알맞은 형용사 혹은 동사를 쓰시오.

1) 皮肤 (   )
2) (   ) 皱纹
3) (   ) 面部皮肤
4) (   ) 双下巴

3. 다음 수술법을 중국어로 쓰시오.

1) 레이저주름제거술 (   )
2) 콜라겐주입주름제거술 (   )

4. 다음 얼굴 부위에 맞는 한국어를 쓰시오.

颈部 ( )	面部 ( )
鱼尾纹 ( )	双下巴 ( )
八字皱纹 ( )	额部 ( )
眉间 ( )	

5. 다음을 내용을 듣고 맞으면 (○), 틀리면(×)하세요. 09-4.mp3

1) 皮肤松弛会产生皱纹。( )
2) 40岁以后才能进行面部除皱术。( )
3) 二十几岁的人不适合做除皱术。( )
4) 面部皱纹多明显的人做除皱术效果好。( )
5) 消除双下巴的手术叫颈部除皱术。( )
6) 鼻唇沟纹又叫八字皱纹。( )
7) 用激光不可以除皱。( )
8) 注射胶原蛋白可以除皱。( )

6. 다음 단어에 맞는 중국어 표현을 쓰시오.

1) 자외선 ( )
2) 엘라스틴 ( )
3) 콜라겐 ( )
4) 보톡스 ( )

7. 다음 표현에 알맞은 중국어를 고르시오.

皮肤有弹性/ 睡眠不足/ 营养不良/ 皮肤水分不足/ 皮肤干燥

1) 피부가 건조하다
2) 피부가 탄력있다.
3) 피부의 수분이 부족하다.
4) 수면이 부족하다
5) 영양이 좋지 않다.

8. 다음 괄호 안에 알맞은 동사를 다음에서 고르시오.

预防/ 拉紧/ 避免/ 下降/ 摸/ 涂/ 揉/ 维持/ 去除/ 填加/ 治疗/ 抑制/ 消除

1) 细胞组织内水分多，可以( )健康的皮肤
2) 皮肤干燥的话，弹性会( )。
3) ( )眼皮皱纹是否可以用肉毒素?
4) 肉毒素是( )肌肉的运动而消除皱纹。

5) 用肉毒素可以(　　　　　) 八字型皱纹。

6) 手术后，不要(　　　　　)眼睛。

7) 对下垂的脸皮，做激光手术会(　　　　　)脸皮。

8) 术后当天不要(　　　　　)手术部位。

9) 填充术是利用注射器来在皱纹部位(　　　　　)填充剂的一种方式。

10) 首先彻底的(　　　　　)防晒霜。

11) 尽量(　　　　　)受压力，平时要快乐。

12) 为了(　　　　　)老化做定期性的皮肤保养。

학습정리

1.

皱纹

鱼尾纹

鼻唇沟纹=八字皱纹 手术方法:

(1) 传统式的手术方法: 额部、面部、颈部除皱整形术

(2) 利用新技术的手术方法: 激光除皱术、胶原蛋白注射除皱术

***동사사용**

(注射)胶原蛋白

(注射)肉毒素

弹性(下降)

(揉)眼睛

(摸)手术部位

(涂)防晒霜

***治疗八字型皱纹:**

(1) 有填充术

(2) 脂肪移植手术

(3) 激光手术

10과_

피부과

다크써클 黑眼圈

학습내용

다크써클의 생성원인, 효과적인 치료법, 시술 후의 조치와 사전예방법 등을 학습한다.

학습목표

다크써클 생성, 치료, 예방법에 관한 상식을 숙지하고, 이에 따른 전문용어 및 표현을 익힌다.

기본 지식

现代人，生活不规律、经常熬夜、睡眠不够充足，第二天早上黑眼圈自然就会找上你。黑眼圈不仅给人脏兮兮的感觉，而且人看起来很疲惫没有精神。	현대인의 불규칙한 생활, 잦은 밤샘, 수면부족으로 다음날 아침 당신의 눈가에는 다크서클이 자리잡게 될 것입니다. 다크서클은 지저분한 느낌을 줄 뿐만 아니라 상대방에게 피곤하고 무기력한 느낌을 줍니다.
形成黑眼圈的原因有如下几点:	다크서클이 생기는 데에는 다음과 같은 몇 가지 원인이 있습니다.
1. 遗传因素: 通常黑眼圈患者的眼轮匝肌先天性的比较肥厚，或眼皮的色素先天就很深。	1. 유전적 요소: 일반적으로 다크서클을 가진 환자는 눈 주변 근육이 선천적으로 두껍거나 눈가의 색소가 선천적으로 진합니다.
2. 过度疲劳: 当过度疲劳且休息不足时，血管血流循环不畅就会引起。	2. 과도한 피로감: 심한 피로감을 느끼나 충분한 휴식을 취하지 못했을 경우, 혈관의 혈액순환이 원활하게 이루어지지 않아 (다크서클이) 생길 수 있습니다.
3. 化妆品渗透: 使用化妆品，卸妆不彻底，会导致深色素渗透到眼皮内。	3. 화장품의 침투: 화장품 사용 뒤, 제대로 화장품을 지워내지 않으면, 진한 화장품 색소가 눈가 피부 안으로 스며들 수 있습니다.
4. 日晒: 紫外线会产生黑色素，眼睛周围比较容易堆积色素。	4. 햇빛 노출: 자외선으로 멜라민이 생성되어, 눈 주위 색소가 침착되기 쉽습니다.
5. 营养: 如果摄入的营养不均衡，会对人身体直接形成影响，也会显现在脸色上。	5. 영양: 불균형한 영양 섭취가 신체에 영향을 미쳐, 그 영향이 얼굴 빛에 나타날 수 있습니다.

6. 药物：还有一些药物会影响体内荷尔蒙分泌，造成局部色素堆积。

6. 약품: 일부 약품은 체내 호르몬 분비에 영향을 주어, 국부적인 색소침전을 유발할 수 있습니다.

7. 情绪：坏情绪会让肌肤变糟糕。坏的情绪也会影响睡眠，更直接形成后天性黑眼圈。

7. 심리적 문제: 불쾌한 정서는 근육과 피부에 문제를 일으키며, 수면 방해 및 후천적인 다클서클을 유발합니다.

8. 缺水、干燥：让表皮细胞干燥，不透亮，暗沉。

8. 수분부족, 건조함: 건조함은 표피 세포를 마르게 하여 피부의 불투명함과 칙칙함을 발생시킵니다.

단어풀이 10-1.mp3

规律	guīlǜ	규칙, 규율
熬夜	áoyè	밤을 지새우다
黑眼圈	hēiyǎnquān	다크서클
不仅……而且	bùjǐn érqiě	~뿐만 아니라 또한~
脏兮兮	zāngxīxī	말끔하지 않다, 지저분하다.
疲惫	píbèi	피로하다, 피곤하다
没有精神	méiyǒu jīngshén	무기력하다
遗传因素	yíchuán yīnsù	유전적 요소
眼轮匝肌	yǎnlúnzājī	눈 주변 근육
先天性	xiāntiānxìng	선천성
肥厚	féihòu	두껍다
过度疲劳	guòdù píláo	과도한 피로
血管血流	xuèguǎn xuèliú	혈관 혈액의 순환
循环不畅	xúnhuán búchàng	순환이 원활하지 않다
化妆品	huàzhuāngpǐn	화장품
渗透	shèntòu	침투하다
卸妆	xièzhuāng	화장을 지우다, 클렌징하다
彻底	chèdǐ	철저히
导致	dǎozhì	일으키다, 초래하다.

皮下出血	píxià chūxiě	피하 출혈
日晒	rìshài	햇빛이 내리쬐다
黑色素	hēisèsù	멜라닌
周围循环	zhōuwéi xúnhuán	주변 순환
堆积	duījī	쌓여있다. 퇴적하다
摄入	shèrù	섭취하다
营养不均衡	yíngyǎng bùjūnhéng	영양 불균형
荷尔蒙分泌	hé'ěrméng fēnmì	호르몬 분비
色素沉淀	sèsù chéndiàn	색소침착
情绪	qíngxù	정서
肌肤	jīfū	근육과 피부
后天性	hòutiānxìng	후천성
缺水	quēshuǐ	수분 부족
干燥	gānzào	건조하다
表皮细胞	biǎopí xìbāo	표피 세포
不透亮	bútòuliàng	불투명하다
暗沉	ànchén	어둡다

표현 익히기

生活不规律
shēnghuó bù guīlǜ
불규칙한 생활

经常熬夜
jīngcháng áoyè
자주 밤을 새다

疲惫没有精神。
píbèi méiyǒu jīngshén
피곤하고 무기력하다

眼轮匝肌比较肥厚
yǎnlúnzājī bǐjiào féihòu
눈 주변 근육이 비교적 두껍다

血管血流循环不畅引起
xuèguǎn xuèliú xúnhuán búchàng yǐnqǐ
원활하지 못한 혈관 혈액순환으로 인해 발생하다

化妆品渗透
huàzhuāngpǐn shèntòu
화장품이 침투하다

卸妆不彻底
xièzhuāng búchèdǐ
클렌징이 철저하게 되지 않다

深色素渗透到眼皮内
shēnsèsù shèntòudào yǎnpínèi
진한 색소가 눈가 피부 내로 스며들다

容易堆积色素
róngyì duījī sèsù
색소 침작이 쉽게 생기다

营养不均衡
yíngyǎng bùjūnhéng
불균형한 영양섭취

药物影响体内荷尔蒙分泌，
yàowù yǐngxiǎng tǐnèi hé'ěrméng fēnmì
약물이 체내 호르몬 분비에 영향을 미치다

坏情绪影响睡眠
huài qíngxù yǐngxiǎng shuìmián
불쾌한 정서가 수면을 방해하다

자주나오는 질문

现代人为什么睡眠不够充足?
현대인은 왜 수면부족에 시달리나요?

黑眼圈看起来给人什么样的感觉?
다크서클은 상대방에게 어떤 느낌을 주나요?

过度疲劳对血管血流有什么影响?
과도한 피로감은 혈관혈액순환에 어떤 영향을 미치나요?

卸妆不彻底会导致什么样的结果?
화장이 제대로 지워지지 않으면 어떤 결과가 나타나나요?

日晒使眼睛周围较容易堆积什么?
햇빛 노출은 눈 주위에 무엇이 쌓이도록 하나요?

营养不均衡对黑眼圈有影响吗?
불균형한 영양섭취는 다크서클에 영향을 주나요?

坏情绪会让肌肤变得怎么样?
불쾌한 정서는 근육, 피부에 어떤 변화를 일으키나요?

坏情绪影响肌肤以外还会有什么结果?
불쾌한 정서는 근육, 피부에 미치는 영향 이외에 또 어떤 결과를 초래하나요?

缺水、干燥让表皮细胞怎么样?
수분부족, 건조함은 표피세포에 어떤 영향을 미치나요?

통역연습 10-2.mp3

지난 시간에는 다크써클 생성 원인에 대해 배웠습니다. 이번에는 진하게 생긴 다크써클을 효과적으로 치료하기 위해 의사와 대화하는 상황을 만들었습니다. 의사와의 대화, 즉 상담을 통해 효과적인 치료 방법이 무엇이고, 시술 후의 조치와 주의사항을 알아보며, 또 일상생활 가운데서 어떠한 예방법이 있는지 함께 공부하겠습니다. 이번 시간에는 실제상황을 통해 배워보도록 하겠습니다.

통역브리프

40세가 넘은 중국인 여성이 친구의 소개로 눈가의 다클써클을 제거하기 위해 한국의 한 피부성형외과를 사전 예약하고 입국하였다. 다음은 성형외과 의사와의 상담 내용이다.

의사	안녕하세요? 앉으세요. 어디가 안 좋으세요?	你好！ 请坐。哪里不舒服？
환자	我的眼部周围比较暗沉，想祛除黑眼圈，有什么办法吗？	제 눈 주위가 비교적 어둡고 칙칙한 편이라서 다크서클을 제거하고 싶은데 어떤 방법이 있을까요?
의사	레이저로 다크서클을 제거하고, 눈 주위의 짙은 색소침착을 분산시킬 수 있습니다. 피부의 신진대사기능을 개선, 혈액순환을 촉진시켜 원하시는 밝은 피부를 가지실 수 있어요.	做激光祛除黑眼圈，能有效打散眼眶的深层色素沉着，改善皮肤代谢，促进血液循环，可以达到目的。
환자	激光祛黑眼圈可一次性祛除黑眼圈吗？	레이저로 다크서클을 제거하면 한번만으로도 가능 한건 가요?
의사	약 3번에서 5번 시술을 받으시면 확연한 효과를 보실 수 있으실 겁니다.	大约做3到5次效果就会非常明显。
환자	激光祛黑眼圈是怎么做的？	레이저를 이용한 다크서클 제거술은 어떻게 이루어지나요?
의사	레이저 다크서클 제거술은 레이저 파장과 광파를 피부에 쏘아 헤모글로빈을 응고시킵니다. 그러면 다크서클이 크게 개선됩니다.	激光祛黑眼圈是用激光的波长和光波照射皮肤，使血红蛋白凝固，黑眼圈可以得到很好的改善。
환자	做手术需要多长时间？有没有副作用？	시술 시간은 얼마나 걸리나요? 부작용은 있습니까?
의사	시술시간은 짧습니다 수술 중, 출혈도 발생하지 않고, 수술 후 회복기간도 짧으며 통증도 적고 상처흔적도 남지 않아요. 뿐만 아니라 레이저로 아래 눈두덩이 다크서클을 제거하더라도 피부표면을 상하게 하지 않습니다.	时间短，术中没有出血，术后恢复快，痛苦小，不会在创口留下痕迹。而且，激光去眼袋黑眼圈对皮肤表面无损伤。

환자	术后应该注意些什么?	수술 후, 어떤 점들을 주의해야 하나요?
의사	다크서클 제거수술 후 충분한 휴식을 취하시고 강한 햇빛에 노출되지 않도록 외출을 삼가세요. 너무 오랜 시간 동안 책이나 TV, 컴퓨터를 보지 마세요. 수술 후 최대한 상처가 물에 닿지 않도록 조심하세요. 상처부위가 감염되지 않도록요.	黑眼圈手术之后尽量多休息，避免外出以免遭到强光的照射，不要长时间的看书、电视以及电脑。短时间内尽量避免伤口沾上水，以免导致伤口感染。
환자	对眼睛部位的按摩有效吗?	눈 주위를 마사지 하는 것이 도움이 될까요?
의사	잠 자기 전, 눈 주위를 마사지하면 눈 주위의 혈액순환을 돕고 또 수면의 질을 높일 수 있습니다. 또 햇빛 차단을 주의하셔야 합니다. 자외선이 피부를 상하게 하지 않도록 말이죠.	在睡前按摩眼部，可促进眼周围的血液循环，并提升睡眠品质。还有一点值得注意的就是防晒，避免紫外线对皮肤的伤害。
환자	在日常生活当中去除黑眼圈的方法是什么?	일상 생활에서 다크서클을 제거할 수 있는 방법으로 어떤 것들이 있을까요?
의사	충분한 수면을 취하시고 좋지 않은 식습관을 고치는 것이죠. 특히 너무 짠 음식이나 자극적인 음식, 심한 흡연과 음주를 피하세요. 평소에 화장을 하시나요?	保持充足的睡眠。改正不良的饮食习惯，别摄入过咸的食物和刺激性过大的食物，别过多抽烟、喝酒。平时化妆吗?
환자	不抽烟、不喝酒，但因为工作平时化妆。	흡연과 음주는 하지 않는데, 업무 때문에 평소에 화장을 해요
의사	만약 자주 화장을 하신다면 클렌징을 잘 하세요, 특히 아이라이너와 마스카라를 잘 지우셔야 합니다. 화장품의	如果你经常化妆，彻底卸妆，特别是眼线和睫毛液，不要让化妆品的色素渗透聚在眼皮里，否则眼睛看

	색소가 눈가 피부로 스며들지 않도록요, 그렇지 않으면 눈이 마치 팬더 눈처럼 보여요. 평소에 눈 화장 전용 리무버를 사용하세요. 일반 리무버를 대신 사용하시면 안됩니다.	起来像个熊猫眼，平时应使用眼部专用化妆品，不可用面部化妆品替代。
환자	那我今天就可以做吗?	그러면 오늘 바로 시술 받을 수 있을까요?
의사	그럼요, 간호사가 안내해줄 겁니다.	当然可以。护士将会给你安排。

단어풀이 10-3.mp3

祛除	qūchú	제거하다, 없애다
激光祛黑眼圈	jīguāng qū hēiyǎnquān	레이저로 다크서클 제거하다
打散	dǎsàn	나누다, 분산시키다
眼眶	yǎnkuàng	눈 주변, 눈시울
色素沉着	sèsù chénzhuó	색소침착
改善皮肤代谢	gǎishàn pífū dàixiè	피부의 신진대사 기능을 개선시키다
促进	cùjìn	촉진하다
明显的	míngxiǎnde	명확한
波长	bōcháng	파장
光波	guāngbō	광파
照射皮肤	zhàoshè pífū	피부에 조사하다
血红蛋白	xuèhóng dànbái	헤모글로빈
凝固	nínggù	응고하다
损伤	sǔnshāng	손상되다, 상처를 입다
以免~	yǐmiǎn	~을 피하다
强光的照射	qiángguāngde zhàoshè	강한 햇빛을 받다, 강한 햇빛에 노출되다
沾水	zhānshuǐ	물에 닿다, 물과 접촉하다

导致	dǎozhì	발생시키다, 초래하다
按摩	ànmó	안마, 마사지
提升	tíshēng	제고시키다
睡眠品质	shuìmián pǐnzhì	수면의 질
防晒	fángshài	햇빛 차단
痕迹	hénjì	흔적
伤害	shānghài	손상시키다, 상하게 하다
保持	bǎochí	유지하다
改正	gǎizhèng	수정하다, 고치다
过咸	guòxián	너무 짜다
刺激性	cìjīxìng	자극성
清除眼妆	qīngchú yǎnzhuāng	눈 화장을 지우다
眼线	yǎnxiàn	아이라이너
睫毛液	jiémáoyè	마스카라
否则	fǒuzé	그렇지 않으면
熊猫眼	xióngmāoyǎn	팬더 눈, 다클서클

표현 익히기

眼部周围比较暗沉
yǎnbù zhōuwéi bǐjiào ànchén
눈 주위가 비교적 어둡고 칙칙하다.

打散眼眶的深层色素沉着
dǎsǎn yǎnkuàngde shēncéng sèsù chénzhuó
눈 주위의 짙은 색소침착을 분산시키다

改善皮肤代谢
gǎishàn pífūdàixiè
피부의 신진대사기능을 개선시키다

促进血液循环
cùjìn xuèyè xúnhuán
혈액순환을 촉진하다

血红蛋白凝固
xuèhóngdànbái nínggù
헤모글로빈 응고

创口留下痕迹
chuāngkǒu liúxià hénjì
수술 부위에 상처가 남다

避免伤口沾上水
bìmiàn shāngkǒu zhānshàng shuǐ
상처가 물에 닿지 않도록 하다

以免导致伤口感染。
yǐmiǎn dǎozhì shāngkǒu gǎnrǎn
상처가 감염되지 않도록 하다

值得注意的就是防晒
zhídé zhùyìde jiùshì fángshài
주의할 만한 것은 햇빛 차단이다

保持充足的睡眠
bǎochí chōngzúde shuìmián
충분한 수면을 유지하다

改正不良的饮食习惯
gǎizhèng bùliángde yǐnshí xíguàn
올바르지 못한 식습관을 고치다

자주나오는 질문

激光祛黑眼圈能打散什么?
레이저를 이용한 다크서클 제거는 무엇을 분산시키나요?

激光祛黑眼圈能改善皮肤代谢吗?
레이저를 이용한 다크서클 제거는 피부의 신진대사 기능을 개선시킬 수 있습니까?

激光祛黑眼圈是用激光的什么原理?
레이저를 이용한 다크서클 제거는 레이저의 어떤 원리를 이용한 것인가요?

激光祛黑眼圈使黑眼圈得到改善吗?
레이저를 이용한 다크서클 제거는 다크서클 문제를 개선시킬 수 있나요?

激光祛黑眼圈对皮肤表面有损伤吗?
레이저를 이용한 다크서클 제거는 피부표면을 상하게 하나요?

眼睛部位的按摩对黑眼圈有效吗?
눈 주위를 마사지하면 다크서클 제거에 효과가 있나요?

睡前按摩眼部，可提升睡眠品质吗?
잠 들기 전 눈 주위를 마사지 하면 수면의 질을 높일 수 있나요?

黑眼圈为什么要注意防晒?
다크서클을 제거하는 데 왜 햇빛차단에 주의해야 하나요?

黑眼圈为什么要避免紫外线?
다크서클을 제거하는 데 왜 자외선을 피해야 하나요?

摄入过咸的食物对黑眼圈有什么不好?
너무 짠 음식을 섭취하면 다크서클 제거에 안 좋은 가요?

卸妆为什么一定要清除眼妆?
화장을 지울 때, 왜 눈 화장을 잘 지워내야 하나요?

卸眼妆要用什么样的化妆品?
화장을 지울 때 어떤 화장품을 사용해야 하나요?

睫毛液化妆品的色素渗透会有什么样的影响?
마스카라 화장품의 색소침투가 어떤 영향이 있나요?

연습문제

1. 현대인들의 생활이 아닌 것을 고르세요.

1) 生活不规律
2) 睡眠充足
3) 经常熬夜

2. 다크써클이 생기는 이유가 아닌 것을 고르세요.

1) 日晒　　2) 药物
3) 化妆品渗透　　4) 过度休息

3. 다음 문장을 듣고 문장이 뜻하는 알맞은 단어를 보기에서 고르세요. 10-4.mp3

情绪，营养，日晒，遗传因素，化妆品渗透，缺水

1) 如果吃的不好，会表达在脸色上。
2) 由于紫外线，眼睛周围堆积色素。
3) 表皮细胞干燥，不透亮，暗沉。
4) 卸妆不彻底，会导致深色素渗透到眼皮内

4. 다음 문제를 듣고 다크서클에 관한 내용과 맞는 것은 (○), 맞지 않는 것을 (×)로 표기하세요. 10-5.mp3

1) 激光祛黑眼圈能有效打散眼眶的深层色素沉着。(　　)
2) 激光祛黑眼圈一次性可以改善黑眼圈。(　　)
3) 激光祛黑眼圈手术时间短，会留疤痕。(　　)
4) 激光祛黑眼圈手术后可以长时间看电视。(　　)
5) 对眼睛部位的按摩改善黑眼圈有效。(　　)
6) 激光祛黑眼圈手术后需要防晒。(　　)

5. 다음 문장을 듣고 괄호 안에 알맞은 단어를 써 넣으세요. 10-6.mp3

1) 在睡前按摩眼部，可促进眼周围的(　　　　　　　　)。
2) 黑眼圈平时要注意(　　　　　　　　)，避免紫外线对皮肤的伤害。
3) 改正不良的饮食习惯，别摄入(　　　　　　　　)食物和(　　　　　　　　)过大的食物，别过多抽烟、喝酒。
4) 如果你经常化妆，一定要清除眼妆，特别是(　　　　　　　　)和(　　　　　　　　)

학습정리

1.

1) **形成黑眼圈的原因:**

(1) 过度疲劳
(2) 化妆品渗透
(3) 日晒
(4) 营养
(5) 情绪
(6) 缺水、干燥

2.

1) **激光祛黑眼圈 — 用激光的波长和光波照射皮肤，使血红蛋白凝固**

(1) 改善皮肤代谢，促进血液循环
(2) 一次性不可以，大约3到5次才可以见效。
(3) 手术时间短，术中没有出血，术后恢复快，创口不留痕迹。
(4) 睡前按摩眼部/ 提升睡眠品质/ 避免紫外线/ 彻底卸妆

11과_ 피부과

레이저 제모 激光脱毛

학습내용

레이저 제모 중 특히 겨드랑이 제모의 원리와 수술 전, 수술 후의 주의사항에 대해 학습한다.

학습목표

레이저 제모 시술과 표현법을 익혀 레이저 제모에 대한 의료대화 및 통역을 할 수 있는 능력을 기른다.

기본 지식

激光脱毛手术是夏季来临之际许多爱美人士流行的整形手术。首先了解一下激光脱毛的原理。激光的特定波长穿过皮肤表层到达毛发的根部毛囊，直接照射毛囊,光能破坏毛囊组织，从而使毛发失去再生能力，同时又不损伤周边组织，痛感轻微，还能够达到永久脱毛的效果。

레이저 제모술은 여름이 다가오는 시기, 아름다움을 추구하는 사람들이 가장 많이 찾는 시술입니다. 우선 레이저 제모의 원리에 대해 살펴보겠습니다. 레이저의 특정파장이 피부 표피 속 모발의 시작부분, 즉 모낭까지 전달되어 모낭을 레이저에 직접 노출시킵니다. 빛에너지가 모낭조직을 파괴함으로써 모발이 재생능력을 상실하도록 만듭니다. 또한 주변 조직을 함께 파괴시킵니다. 통증이 적고 영구적인 제모효과를 기대할 수 있습니다.

激光脱毛治疗部位不同需要的时间也不同，治疗腋下部位的时间为5至10分钟。激光脱毛一般需要3到5次，主要是两个因素：第一，人的皮肤由很多毛孔组成。每一个毛孔由毛囊形成，毛囊大多是三个一组捆在一起，在同一个毛孔，毛孔中的一根毛发是在它下面一组三个毛囊中其中一个毛囊里长出来的毛发，因此一次治疗只能破坏一组中的一个毛囊；第二，毛发生长要经过生长期，退行期，休止期，在生长期做激光脱毛术效果为75%左右，退行期为25%，休止期几乎无效。

레이저 제모는 치료부위에 따라 소요되는 시간 역시 다릅니다. 겨드랑이 부위의 경우 5분~10정도 소요됩니다. 일반적으로 레이저 제모는 3~5차례에 걸쳐 이루어지는 데, 이는 다음과 같은 2가지 이유 때문입니다. 첫째, 사람의 피부는 수많은 모공조직으로 이루어져 있는데 모든 모공은 모낭으로 형성되어 있습니다. 대부분의 3개의 모낭이 함께 묶여져 있습니다. 하나의 모공, 그 모공 안의 모발 1개는 함께 묶여져 있는 3개의 모낭 중 1개의 모낭에서 자라난 것입니다. 따라서 한번의 시술로 3개 중 하나의 모낭밖에 파괴시킬 수 없습니다. 둘째, 모발이 생성되기 위해서는 생장기, 퇴행기, 휴지기 단계를 거쳐야 합니다. 생장기 단계의 모발에 레이저 제모를 실시하면 75%의 효과를 기대할 수 있습니다. 그러나 퇴행기 단계에서는 25%의 효과를, 휴지기 단계에서는 아무런 효과를 얻을 수 없습니다.

激光脱毛术主要针对成长期的毛发来破坏毛囊，达到除毛效果。但一般说来，人体的毛发状态是三个生长周期并存的，达到除毛的效果，需要接受3-5次以上的治疗，才能完全破坏成长期的毛发达到最佳除毛效果。激光脱毛是所有脱毛方法中痛感比较小。临床试验结果，大多数患者的感觉只是"被橡皮筋弹到"的感觉。激光脱毛的优点是(1)脱毛很彻底。(2)不会伤害表皮。(3)保护表皮的同时去除不同粗细毛发。(4)快速去除毛发。

레이저 제모술은 주로 생장기 단계 모발의 모낭을 파괴함으로써 제모효과를 얻고자 합니다. 그러나 일반적으로 모발은 3개의 생장단계가 모두 진행중이기 때문에 제모효과를 얻으려면 3~5차례 이상의 시술이 필요합니다. 그래야만 생장기에 있는 모발을 모두 파괴시켜 완벽한 제모효과를 기대할 수 있습니다. 레이저 제모술은 모든 제모 방법 중 통증이 가장 적습니다. 임상실험결과에 따르면, 대부분의 환자가 튕긴 고무줄에 맞는 정도의 경미한 통증만을 느낀다고 합니다. 레이저 제모술은 장점은 첫째, 완벽한 제모가 가능하다는 점, 둘째 표피 손상이 없다는 점, 셋째 피부표면을 보호하면서 서로 다른 굵기의 모발을 모두 제거한다는 점, 넷째, 빠른 제모가 가능하다는 점입니다.

단어풀이 11-1.mp3

激光脱毛手术	jīguāng tuōmáo shǒushù	레이저 제모 수술
来临之际	láilínzhījì	~이 다가오는 때에
波长	bōcháng	파장
毛发	máofà	모발
毛囊	máonáng	모낭
照射	zhàoshè	쬐다, 노출시키다, 비추다
光能	guāngnéng	빛에너지
治疗部位	zhìliáo bùwèi	치료부위
腋下部位	yèxià bùwèi	겨드랑이 부위
毛孔	máokǒng	모공
捆	kǔn	묶다, 다발
生长期	shēngzhǎngqī	생장기
退行期	tuìxíngqī	퇴행기
休止期	xiūzhǐqī	휴지기
除毛效果	chúmáo xiàoguǒ	제모효과
并存	bìngcún	병존하다, 함께 존재하다
临床试验	línchuáng shìyàn	임상실험
橡皮筋	xiàngpíjīn	고무줄
弹	tán	(줄을)튕기다
优势	yōushì	장점, 이점
彻底	chèdǐ	철저히
粗细毛发	cūxì máofà	모발 굵기

표현 익히기

激光的波长穿过皮肤表层到达毛囊
jīguāngde bōcháng chuānguò pífū biǎocéng dàodá máonáng
레이저의 파장이 피부표면을 지나 모낭에까지 이른다

光能破坏毛囊组织，使毛发失去再生能力
guāngnéng pòhuài máonáng zǔzhī shǐ máofà shīqù zàishēng nénglì
레이저가 모낭의 조직을 파괴하여 모발의 재생능력을 없앤다

毛囊大多是三个一组捆在一起
máonáng dàduōshì sāngeyìzǔ kǔnzàiyìqǐ
대부분 3개의 모낭이 함께 묶여져 있다.

一次治疗只能破坏一组中的一个毛囊
yícì zhìliáo zhǐnéng pòhuài yìzǔzhōngde yíge máonáng
한번의 시술로 3개중 하나의 모낭만을 파괴시킨다.

毛发生长要经过生长期、退行期、休止期
máofà shēngzhǎng yào jīngguò shēngzhǎngqī、tuìxíngqī、xiūzhǐqī
모발은 생장기, 퇴행기, 휴지기라는 생장과정을 거친다

激光脱毛手术主要针对成长期的毛囊
jīguāng tuōmáo shǒushù zhǔyào zhēnduì chéngzhǎngqīde máonáng
레이저 제모술은 주로 생장기 단계의 모낭을 대상으로 한다.

人体毛发的三个生长周期是并存的
réntǐ máofàde sānge shēngzhǎng zhōuqīshì bìngcúnde
인체의 모발은 3단계의 생장 단계가 함께 진행중이다.

完全破坏成长期的毛发达到最佳除毛效果
wánquán pòhuài chéngzhǎngqīde máofà dádào zuìjiā chúmáo xiàoguǒ
생장기 단계의 모발을 완전히 제거해야만 완벽한 제모효과를 기대할 수 있다.

被橡皮筋弹到的感觉
bèi xiàngpíjīn tándàode gǎnjué
튕긴 고무줄에 맞는 느낌이 들다.

保护表皮的同时去除不同粗细毛发
bǎohù biǎopíde tóngshí qùchú bùtóng cūxì máofà
피부표면을 보호하면서 서로 다른 굵기의 모발을 제거한다.

자주나오는 질문

激光脱毛手术是女性普遍做的脱毛术吗?
레이저 제모술은 여성들이 보편적으로 이용하는 제모술인가요?

激光的特定波长直接照射到哪里?
레이저의 특정한 파장이 인체의 어느 곳까지 미치나요?

激光的光能有什么作用?
레이저 빛에너지는 어떤 역할을 하나요?

激光脱毛能达到永久脱毛的效果吗?
레이저 제모로 영구적인 제모효과를 기대할 수 있나요?

激光脱毛治疗需要多长时间?
레이저 제모시술 시간은 얼마나 됩니까?

激光脱毛达到永久脱毛一般需要做几次?
레이저 제모로 영구적인 제모효과를 얻으려면 몇 차례에 걸친 시술이 필요한가요?

一个毛孔由几个毛囊形成?
하나의 모공은 몇 개의 모낭으로 이루어져 있나요?

毛囊大多是几个捆在一起形成一组?
대부분 모낭은 몇 개가 함께 묶여져 있나요?

毛发生长期有哪些过程?
모발의 생장기는 어떤 단계를 거치나요?

激光脱毛疼痛感如何?
레이저 제모술의 통증은 어떤 느낌의 통증인가요?

激光脱毛的优点有哪些?
레이저 제모의 이점은 무엇인가요?

통역연습 11-2.mp3

통역브리프

20세가 넘은 중국인 여성이 친구 소개로 겨드랑이 털을 제모 하기 위해 한국의 피부성형외과를 찾았다. 다음은 성형외과 의사와의 상담 내용이다.

의사	레이저 제모술을 받으시러 오신거죠? 어느 부위의 레이저 제모술을 원하시나요?	你是来做激光脱毛吗？你想做哪个部位的激光脱毛？
환자	我想做腋毛激光脱毛。我以前试过很多方法，效果不好。	겨드랑이 부위에 레이저 제모술을 하고 싶습니다. 제가 이전에 여러 가지 방법으로 제모를 시도해 봤었는데, 효과가 좋지 않았어요.
의사	어떤 제모술을 시도해보셨나요?	你以前都试过哪些方法？
환자	首先我试过剃、剪、拔等原始方法，但发现毛发比原来更加旺盛，所以开始寻找像热蜡脱毛、脱毛膏、脱毛蜡纸、脱毛器等科学脱毛方法，但都没有满意的效果。	밀어도 보고 잘라보기도 하고 뽑아도 보는 등, 원시적인 방법을 사용했었어요. 그런데 모발이 예전보다 더 많이 자라게 되더라고요. 그래서 핫왁스 제모, 제모크림, 제모연고, 제모기 등 과학적인 방법도 사용해 봤어요. 그래도 효과가 좋지 않더군요.
의사	그런 방법들로는 영구적인 제모효과를 얻기 힘들며 오히려 모발이 점점 더 길어지죠. 심지어 피부 알러지 문제를 일으키기도 하고요.	这些脱毛方法都不能让你的毛发永久不再生，反而会让你的毛发越来越长，甚至引起你皮肤过敏。

환자	激光脱毛做一次就可以见效吗?	레이저 제모술 한번으로 효과를 볼 수 있을까요?
의사	한번의 시술로는 영구적인 효과를 얻기 어렵습니다. 모발의 생장기가 모두 다르기 때문이죠. 생장기 단계의 모발은 한번의 시술로 가능합니다. 그러나 생장기 단계가 아닌 모발의 모낭에는 멜라닌세포가 없기 때문에 이 부분의 모발에는 제모효과가 나타나지 않죠. 그래서 이 부분의 모발이 생장기 단계에 들어설 때까지 기다렸다가 다시 레이저 제모술을 실시해야 합니다.	一次治疗不能达到永久性，因为毛发生长期不同，生长期的毛发是一次能达到治疗的，但由于不在生长期毛发的毛囊内不含有黑色素细胞，这部分毛发是不起作用的，所以要等到这部分毛发变为生长期时，再进行激光脱毛治疗脱毛。
환자	那么，做几次才可以见效?	그러면 몇 번이나 제모술을 실시해야 효과를 얻을 수 있나요?
의사	일반적으로 3~6차례 정도입니다. 매번 8주정도 간격을 두고 실시하고요. 2번째 시술 혹은 세 번째 시술을 하고 나면 영구적인 제모효과를 기대할 수 있습니다.	一般要做三次到六次。每次需要间隔8周左右，再做第二次激光脱毛治疗，或第三次治疗，才能达到永久性脱毛。
환자	激光脱毛有没有副作用?	레이저 제모술은 부작용이 없나요?
의사	대체적으로 부작용이 없습니다. 사람들이 종종 땀 모공에서 땀이 배출된다고 하는데 만약 모공이 레이저에 노출되면 모공과 땀샘조직이 파괴됩니다. 그러나 제모는 땀을 배출하는 땀샘에 전혀 영향을 미치지 않아요. 땀이 나는 것은 땀샘 때문인데 땀샘은 모낭이 아닌 모낭의 옆쪽에 자리잡고 있어요. 모낭과 땀샘은 서로 다른 독립적인 조직이기 때문에 땀을	激光脱毛一般没有副作用。人们常说从汗毛孔出汗，如果激光照射毛孔，就会破坏毛孔和汗腺。脱毛不会影响排汗的汗腺。因为排汗主要靠汗腺，可是汗腺孔不在毛囊里，在毛囊的旁边。毛囊和汗腺是分别独立的两个组织，所以对出汗没有影响 。

의사	배출하는 데 있어 전혀 영향을 끼치지 않습니다.	
환자	对皮肤本身也不会有任何损伤吧?	피부에 아무런 손상을 주지 않나요?
의사	레이저 제모술은 간단하고 빠르게 진행됩니다. 시술 후 일반적으로 흉터도 남지 않죠. 레이저 제모술은 몸에 부작용을 일으키지 않고 또 그 효과도 좋습니다. 근육과 피부에 전혀 영향을 미치지 않습니다.	激光脱毛过程简单、快捷，治疗后一般不留疤痕。激光脱毛对人体没有副作用、针对性强、对肌肤基本上不会产生什么影响。
환자	激光脱毛手术前要注意什么?	레이저 제모술 전 주의사항은 무엇인가요?
의사	먼저 제모부위를 깨끗이 씻고 소독해야 합니다. 시술 효과를 극대화 하기 위해서 털을 제거해서도 안돼요. 만약 털을 미리 제거하면 2주일 정도 기다린 후에야 시술을 할 수 있습니다.	先要清洗和消毒需要脱毛的部位。为确保疗程达至最佳效果，不要拔掉毛发。如果拔掉毛发，需要2个星期后才可以进行疗程。
환자	激光脱毛会很疼吗?	레이저 제모술은 통증이 있나요?
의사	레이저 제모술 과정 중 경미하게 찌르는 듯한 느낌이나 타는 느낌이 들 수 있습니다. 하지만 견딜 수 있는 수준이예요. 시술 전, 냉찜질을 통해 환자분의 통증을 완화시켜 드릴 겁니다.	激光脱毛过程中会有一点点的刺痛或轻微的烧灼感，但一般都能受的住。在激光脱毛前，我们会帮你做冷敷减轻疼痛感。
환자	那么，激光脱毛术后应该注意些什么?	그러면, 레이저 제모술 후 주의사항은요?
의사	레이저 제모술 후 알코올로 소독을 해주시고, 제모부위에 소염 작용이 있는 연고를 발라주세요. 모낭염이 발생하지 않도록 말이죠. 제모부위가 경미	激光脱毛后，应该用酒精消毒，并且在脱毛的部位上涂一些有消炎作用的药膏，以免引起毛囊炎。脱毛部位可能会产生轻微红肿，如果皮

	하게 부어 오를 수 있습니다. 피부가 민감하다면 열이 오르고 간지러움을 느낄 수도 있어요. 그때 냉찜질을 하시면 통증을 완화시킬 수 있습니다.	肤敏感会有热或痒的感觉，这时做冰敷就可以减轻疼痛。
환자	手术后可以洗澡吗?	수술 후, 샤워할 수 있나요?
의사	시술 후 피부가 비교적 약해진 상태이기 때문에 쉽게 민감해집니다. 샤워를 할 때, 뜨거운 물을 사용하거나 피부를 심하게 문지르지 않도록 주의하세요. 또 시술 후 5일 내, 몸에 달라붙는 옷을 입는 것도 삼가세요. 시술 부위에 보송보송하고 공기가 잘 통할 수 있도록요.	治疗后皮肤比较脆弱，易敏感，洗澡时避免热水烫洗及用力擦洗。还有激光脱毛治疗后5天内不要穿紧身衣。以保持治疗部位干爽透气。
환자	激光脱毛的广告漫天飞舞，“美国进口的光学仪器，无痛苦，无瘢痕，一次脱毛，永不再生”就是其中一个。	레이저제모술 광고가 여기저기 많던데요. “미국에서 들여온 광학기기, 무통증 무상처, 한번의 시술로 영구적인 제모효과를” 이런 문구도 있었어요.
의사	한번의 시술로 가능하다는 것은 거짓말입니다. 또 의사가 실력을 갖췄는지, 풍부한 임상실험경험이 있는지도 확인해보셔야 하고요.	一次性脱毛也只是吹嘘。还有要了解医生是否具备高超的技术和丰富的临床经验。
환자	谢谢您详细的介绍。那么，我想现在就做激光脱毛。	상세하게 설명해주셔서 감사합니다. 지금 바로 레이저 제모수술을 받고 싶은데요.
의사	우선 털을 깎고 난 뒤 상처가 생긴다면 상처가 아물 때 까지 기다렸다가 시술해야 합니다. 밖에서 기다리시죠. 간호사가 안내해드릴 겁니다.	先剃毛，剃毛后如出现伤口，要等伤口痊愈后再进行治疗。请您到外面等一下，护士帮您安排。
환자	好，谢谢您!	네, 알겠습니다. 감사합니다.

단어풀이 11-3.mp3

腋毛激光	yèmáo jīguāng	겨드랑이털 레이저
剃	tì	(털을) 깎다, 밀다
剪	jiǎn	(가위로)자르다
拔	bá	뽑다
旺盛	wàngshèng	왕성하다
热蜡脱毛	rèlà tuōmáo	핫왁스 제모
脱毛膏	tuōmáogāo	제모크림
脱毛蜡纸	tuōmáo làzhǐ	제모왁스
皮肤过敏	pífū guòmǐn	피부가 민감하다
见效	jiànxiào	효과를 보다
黑色素	hēisèsù	멜라닌
间隔	jiàngé	간격, 사이, 간격을 두다
汗毛孔	hànmáokǒng	땀구멍
汗腺	hànxiàn	땀샘
损伤	sǔnshāng	손상시키다
针对性	zhēnduìxìng	겨냥하는 바, 정곡을 찌르는 성질
疗程	liáochéng	치료과정
刺痛	cìtòng	찌르는 듯한 통증
烧灼感	shāozhuógǎn	타는 듯한 느낌
酒精消毒	jiǔjīng xiāodú	알코올 소독
消炎作用	xiāoyán zuòyòng	소염작용
药膏	yàogāo	연고
以免	yǐmiǎn	~을 피하다
毛囊炎	máonángyán	모낭염
红肿	hóngzhǒng	붉게 부어오르다
痒	yǎng	가렵다
脆弱	cuìruò	취약하다
烫洗	tàngxǐ	뜨거운 물로 씻다
擦洗	cāxǐ	깨끗이 닦다
紧身衣	jǐnshēnyī	몸에 달라붙는 옷
干爽透气	gānshuǎng tòuqì	보송보송하고 공기가 잘 통하다

漫天飞舞	màntiān fēiwǔ	여기저기 수없이 많다
光学仪器	guāngxué yíqì	광학 기기
吹嘘	chuīxū	허풍
剃毛	tìmáo	털을 깎다, 밀다
痊愈	quányù	완전히 낫다

표현 익히기

我想做腋毛激光脱毛
wǒ xiǎngzuò yèmáo jīguāng tuōmáo
겨드랑이에 레이저 제모술을 하고 싶습니다.

我试过剃、剪、拔等原始方法
wǒ shìguò tì、jiǎn、bá děng yuánshǐ fāngfǎ
깎아보고, 잘라보고, 뽑아보는 등 원시적인 방법을 모두 시도해봤습니다.

生长期毛发的毛囊内含有黑色素
shēngzhǎngqī máofàde máonángnèi hányǒu hēisèsù
생장기 모발의 모낭에는 멜라민성분이 함유되어 있다.

每次需要间隔8周左右
měicì xūyào jiàngé bāzhōu zuǒyòu
매번 8주정도 간격을 두고 실시해야 한다.

脱毛是不会影响排汗的汗腺
tuōmáo shì búhuì yǐngxiǎng páihànde hànxiàn
제모는 땀을 배출하는 땀샘을 영향을 미치지 않는다.

对皮肤本身也不会有任何损伤
duì pífū běnshēn yěbúhuì yǒu rènhé sǔnshāng
피부 자체에 어떤 손상도 가져오지 않는다.

激光脱毛过程简单、快捷
jīguāngtuōmáo guòchéng jiǎndān、kuàijié
레이저제모술은 간단하고 빠르다.

脱毛部位可能会产生轻微红肿
tuōmáo bùwèi kěnéng huì chǎnshēng qīngwēi hóngzhǒng
제모부위가 경미하게 부어오를 수 있다.

皮肤敏感有热或痒的感觉
pífū míngǎn yǒu rè huò yǎngde gǎnjué
민감한 피부라면 열이 오르거나 가려운 느낌을 받을 수 있다.

洗澡时避免热水烫洗及用力擦洗
xǐzǎoshí bìmiǎn rèshuǐ tàngxǐ jí yònglì cāxǐ
샤워할 때 뜨거운 물을 사용하거나 세게 문지르지 않도록 주의해야 한다.

保持治疗部位干爽透气
bǎochí zhìliáo bùwèi gānshuǎngtòuqì
시술 부위가 보송보송하고 바람이 통할 수 있도록 유지한다.

자주나오는 질문

你想做哪个部位的激光脱毛?
어느 부위에 레이저 제모술을 하고 싶습니까?

你以前都试过哪些方法?
예전에 어떤 방법을 시도해 보셨나요?

激光脱毛做一次就可以见效吗?
한번의 레이저 제모술로 효과를 볼 수 있나요?

每次间隔需要多长时间?
시술을 진행할 때마다 얼마 동안의 시간 간격이 필요하나요?

激光脱毛有没有副作用?
레이저 제모술은 부작용이 있나요?

激光脱毛手术前要注意什么?
레이저 제모술 전 주의사항은 무엇입니까?

激光脱毛会很疼吗?
레이저 제모술은 통증이 있나요?

激光脱毛后该用什么消毒?
레이저 제모술 후 무엇으로 소독을 해야 하나요?

激光脱毛后可以穿紧身衣吗?
레이저 제모술 후 몸에 끼는 옷을 입을 수 있나요?

激光脱毛后如何保持治疗部位干爽透气?
레이저 제모술 후 어떻게 제모부위가 보송보송하고 바람이 통하게 할 수 있나요?

연습문제

1. 레이저 제모의 원리와 부합하지 않은 것은?

    1) 激光破坏毛发
    2) 激光照射毛囊
    3) 激光破坏毛囊组织

2. 겨드랑이 레이저 제모를 하는데 드는 시간은?

    1) 15-30분
    2) 10-15분
    3) 5-10분
    4) 30분 이상

3. 겨드랑이 털을 완전하게 제거하려면 몇 번 정도의 레이저 제모술이 필요한가?

    1) 3-5회
    2) 1-2회
    3) 3회
    4) 1회

4. 레이저 제모의 장점이 아닌 것은?

    1) 脱毛很彻底
    2) 快速去除毛发
    3) 不能达到永久性的脱毛
    4) 不会伤害表皮

5. 다음 단어의 뜻을 쓰세요.

    1) 剃
    2) 剪
    3) 拔
    4) 脱毛膏
    5) 脱毛蜡纸
    6) 黑色素

6. 레이저로 제모를 한번에 할 수 없는 이유가 아닌 것을 고르세요.

    1) 毛发生长期不同
    2) 部分毛囊内含有黑色素细胞
    3) 生长期毛发不起作用

7. 땀샘과 모낭 관계를 틀리게 설명한 것을 고르세요.

1) 脱毛不影响汗腺
2) 汗腺孔在毛囊
3) 毛囊和汗腺是独立的组织

8. 레이저 제모 과정이 아닌 것은?

1) 简单
2) 快捷
3) 针对性

학습정리

1.

1) 激光脱毛的原理:

激光的特定波长直接照射毛囊，破坏毛囊组织，使毛发失去再生能力，达到永久脱毛的效果。

2) 激光脱毛治疗腋下部位时间为5至10分钟。

3) 激光脱毛一般需要3到5次:

人体的毛发状态有生长期，退行期，休止期，激光脱毛术主要针对成长期的毛发来破坏毛囊，达到除毛效果。

4) 激光脱毛的优势:

(1) 脱毛很彻底。
(2) 不会伤害表皮。
(3) 保护表皮的同时去除不同粗细毛发。
(4) 快速去除毛发。

2.

1) 激光脱毛做几次才可以见效?

一般要做三次到六次。每次需要间隔8周左右，再做第二次或第三次治疗，才能达到永久性脱毛。

2) 激光脱毛手术前要注意什么?

(1) 先要清洗和消毒需要脱毛的部位
(2) 不要拔掉毛发。如果拔掉毛发，需要2个星期后才可以进行疗程。

3) 激光脱毛术后应该注意些什么?

(1) 用酒精消毒
(2) 涂有消炎作用的药膏
(3) 避免热水烫洗及用力擦洗
(4) 疗后5天内不要穿紧身衣
(5) 保持治疗部位干爽透气。

12과_

성형

지방흡입 吸脂減肥

학습내용

요즘 성형 중 많이 하는 지방흡입술에 관한 원리와 수술방법 전, 후 상황에 대한 내용을 학습한다.

학습목표

지방흡입술에 대한 전반적인 이해와, 이 분야의 의사소통 능력배양을 목표로 한다.

기본 지식

吸脂减肥就是利用负压真空吸引器与一种金属的末端带有吸孔的吸引管相连，通过皮肤的小切口进入皮下，将局部堆积的脂肪组织吸出，以改善肥胖体型的一种方法。吸脂的常见部位有：上下腹部、侧腰、上臀、臀部缩小及提臀等。人体细胞的生长基本在18岁以前完成，此后脂肪细胞数目也就不再增加了。以后的胖瘦都是因为脂肪细胞体积的增大或缩小所导致。因此，最适合做吸脂减肥的年龄段是：18到55岁。

지방흡입술은 음압 진공 흡입기를 이용하여 금속 튜브 끝부분, 공기를 통하게 하는 캐뉼라를 연결시킵니다. 피부 절개부위를 통해 피하층으로 삽입되어 부분적으로 쌓여있는 지방조직을 흡수함으로써 몸매를 교정하는 방법입니다. 흔히 볼 수 있는 지방 흡입은 상하복부, 옆구리와 엉덩이 상위부분과 엉덩이 축소, 처진 엉덩이를 올림 등이 있습니다. 일반적으로 인체의 세포 생장기는 18세 이전 모두 끝나기 때문에 18세 이후 지방 조직 수 역시 다시 증가하지 않습니다. 그 후의 비만여부는 모두 축적된 지방세포 크기의 확대와 축소에 따라 결정됩니다. 따라서 지방 흡입술을 하기 가장 적절한 나이는 18세부터 55세까지입니다.

快速负压吸引术是近来发展的肿胀麻醉技术，它是通过向吸脂部位注射大量低浓度含肾上腺素的利多卡因盐水，使之肿胀，甚至出现发白现象，之后脂肪细胞或颗粒内渗入大量盐水而自行破裂溶解，再通过小切口将连接负压真空吸引器吸出脂肪。

음압 지방 흡입술은 최근 빠르게 발전한 부기마취 기술입니다. 지방을 흡입할 부위에 에피네프린(아드레날린)이 함유된 저농도 리도카인 염수를 다량 주입하여 부위가 하얗게 부어 오를 수 있도록 유도합니다. 그 후 지방세포나 지방과립 안에 대량의 염수를 삽입, 지방이 스스로 분열되고 용해되도록 합니다. 다시 절개부위에 음압 진공흡입기를 연결하여 지방을 흡입해냅니다.

动力辅助式抽脂术(power assisted lipoplasty)是一项更新的技术，透过动力辅助系统，它可以更有效的治疗

동력지방 흡인술(리포메틱 지방흡입)은 일종의 새로운 기술로 동력 보조시스템을 삽입하는 방법입니다. 이 시술 방

以往抽脂手术难处理的男性女乳症、背部脂肪组织和之前曾抽脂过的部位等问题。

법은 남성의 여성형 유방증, 등 부분 지방조직 흡입, 한번 지방흡입을 했던 부위 등 이전의 지방흡입술로 처리하기 어려웠던 문제들을 효과적으로 치료할 수 있습니다.

단어풀이 12-1.mp3

吸脂减肥	xīzhījiǎnféi	지방흡입
负压真空吸引器	fùyā zhēnkōng xīyǐnqì	음압흡인기
金属	jīnshǔ	금속
吸孔的	xīkǒngde	공기를 통하게 하는
吸引管	xīyǐnguǎn	캐뉼라(몸 속에 삽입하는 튜브)
皮下	píxià	피하
堆积的	duījīde	쌓인, 쌓여있는
吸出	xīchū	흡입하다
肥胖体型	féipàng tǐxíng	비만 체형
腹部	fùbù	복부
侧腰	cèyāo	옆구리
臀部缩小	túnbùsuōxiǎo	둔부축소
提臀	títún	처진 엉덩이를 올리다, 힙업
繁殖	fánzhí	번식하다
胖瘦	pàngshòu	비만여부
体积	tǐjī	체적
快速负压吸引术	kuàisù fùyā xīyǐnshù	음압 지방 흡인술
低浓度	dīnóngdù	저농도
肾上腺素	shènshàngxiànsù	에피네프린(아드레날린)
利多卡因	lìduōkǎyīn	리도카인
盐水	yánshuǐ	염수, 소금물
颗粒	kēlì	과립자
渗入	shènrù	투입하다, 침투하다

自行	zìxíng	스스로
破裂	pòliè	분열하다
溶解	róngjiě	용해되다
动力辅助式抽脂术	dònglì fǔzhùshì chōuzhīshù (power assisted lipoplasty)	동력지방 흡인술(리포메틱 지방흡입)
辅助系统	fǔzhù xìtǒng	보조시스템
抽脂手术	chōuzhī shǒushù	지방흡입수술
男性女乳症	nánxìng nǚrǔzhèng	여성형 유방증(남성의 유방에 유선조직과 지방조직이 발달하여 여성의 유방과 같은 봉긋한 형태가 생기는 질환)

표현 익히기

利用负压真空吸引器通过小切口吸出脂肪
lìyòng fùyā zhēnkōng xīyǐnqì tōngguò xiǎoqiēkǒu xīchū zhīfáng
음압 흡인기를 이용하여 절개부위의 지방을 흡입하다.

将堆积的脂肪组织吸出改善肥胖体型
jiāng duījīde zhīfángzǔzhī xīchū gǎishàn féipàng tǐxíng
쌓여있는 조직을 흡입하여 몸매를 교정하다

脂肪细胞数目也就不再增加了
zhīfángxìbāo shùmù yě jiù búzài zēngjiāle
지방조직 수 역시 다시 증가하지 않는다

脂肪细胞体积的增大或缩小导致胖瘦
zhīfángxìbāo tǐjīde zēngdà huò suōxiǎo dǎozhì pàngshòu
쌓인 지방세포의 확대와 축소가 비만여부를 결정짓는다

快速负压吸引术
kuàisù fùyā xīyǐnshù
음압흡인술

低浓度含肾上腺素的利多卡因盐水
dīnóngdù hán shènshàngxiànsùde lìduōkǎyīn yánshuǐ
에피네프린(아드레날린)이 함유된 저농도 리도카인 염수

脂肪细胞或颗粒内渗入大量盐水
zhīfángxìbāo huò kēlì nèi shènrù dàliàng yánshuǐ
지방세포 혹은 과립내에 대량의 염수를 주입하다

动力辅助式抽脂术
dònglì fǔzhùshì chōuzhīshù
동력지방 흡인술(리포메틱 지방흡입)

难处理的男性女乳症
nán chǔlǐde nánxìng nǚrǔzhèng
처리하기 어려운 남성의 여성형 유방증

자주나오는 질문

吸脂的主要目的是什么?
지방흡입의 주요목적은 무엇인가요?

吸脂减肥的常见部位有哪些?
보편적인 지방 흡입 부위는 어디인가요?

人体细胞的生长是在什么时候完成?
인체 세포생장은 언제 모두 끝나나요?

18岁以后，脂肪细胞数目也会繁殖增加吗?
18세 이후에도 지방세포 수가 증가하나요?

最适合做吸脂减肥的年龄段是?
지방흡입술을 받기 가장 적적한 나이는 언제인가요?

盐水大量渗入脂肪细胞会出现什么现象?
지방세포에 대량의 염수를 주입하면 어떤 현상이 발생하나요?

为了吸脂减肥向吸脂部位注射的是什么?
지방흡입을 위해 흡입 부위에 무엇을 주입하나요?

통역연습 12-2.mp3

통역브리프

북경에 사는 중국인 왕샤오리씨는 45세로 갑자기 몸이 불어 체내에 지방이 많이 쌓여 체형이 보기 싫게 변해버렸다. 아름다운 몸매로 거듭나기 위해, 지인의 소개로 한국의 모 병원에 수술 차 방문하게 되었다. 수술하기 전 의사와 상담하는 내용이다.

의사	안녕하세요? 지방흡입을 하고 싶으시다고요. 어느 부위의 지방 흡입을 원하시는 거죠?	您好，您是想吸脂。您想吸哪个部位的脂肪。
환자	我腹部沉积了过多的脂肪，严重影响形体美。	저는 복부에 지방이 과도하게 축적되어 있어서 몸매가 다 망가졌어요.
의사	복부는 지방이 가장 쉽게 축적되는 부분 중 하나죠. 만약 환자분의 심장, 폐, 신장 등 주요 장기기능이 양호하지 못하면 지방흡입술을 받기 어렵습니다. 심리적 장애가 있거나 지방 흡입 기대치가 너무 높아도 수술 받기 어렵고요.	腹部是人体最容易发生脂肪堆积的部位之一。如果您的心、肺、肝、肾等重要脏器功能不好不适合做吸脂。有心理障碍或对吸脂期望值过高也不适合做吸脂。
환자	我基本上没有什么问题，很健康。那么，一次性吸脂可以吗?	제 몸은 괜찮은 편입니다. 건강해요. 그러면 흡입술을 한번만 받으면 되는 건가요?
의사	지방흡입은 적은 양을 여러 번에 걸쳐 흡입하는 원칙을 지켜야해요. 지방 흡입 부위가 적으면 상처도 작고 회복도 빠르죠. 물론 통증도 적고요. 전신마취를 할 필요가 없으니까요. 하지만	吸脂应遵循“少量多次”的原则。抽吸部位少，创伤就小，恢复快，痛苦少，不需要全身麻醉。不然，大面积脂肪抽吸的创伤大，痛苦大，恢复慢，还需要大量使用麻醉药

	여러 부분에 걸쳐 지방을 흡입하면 상처도 크고 통증도 크고 회복도 느리죠. 수술 시 많은 양의 마취제를 사용해야 하기 때문에 예상치 못한 사고가 발생할 위험이 커집니다.	品，增加发生麻醉意外的风险。
환자	那么，像我要吸多少次？	그럼, 저 같은 경우 몇 번에 걸쳐 지방을 흡입해야 할까요?
의사	일반적으로 한번 수술할 때 4부분 이상의 지방을 흡입할 수 없습니다. 그러면 약 2~3번 정도의 수술이면 될 것 같네요.	一般地说，一次抽吸不能超过4个部位。您大概需要2-3次。
환자	手术前要准备什么？	수술 전 무엇을 준비해야 할까요?
의사	먼저 화학검사를 받으셔야 합니다. 혈액검사, 소변검사, 심전도, 간 기능 검사 등 입니다. 끓인 물을 포함해서 수술 전 최소 8시간 동안 금식하셔야 합니다. 만약 혈관확장이나 호르몬 약을 드시고 계시다면 1~2주 동안 약을 복용할 수 없습니다. 또 탄성이 좋은 복대도 준비해주세요. 수술 방 들어오실 때 가지고 계셨다가 수술 끝나고 바로 착용하시면 모양을 잡는 데 도움이 됩니다.	您先要做化验检查，如血、尿常规，心电图，肝功能等。包括开水，手术前至少八小时要禁食。如果您在服用血管扩张及激素类药，必须停药1-2周。还有准备弹性好的腹带，在进手术室时带上。术后立即穿上，辅助塑型。
환자	术后会出现什么样的症状？	수술 후 어떤 증상이 나타날 수 있나요?
의사	지방 흡입술 후 어혈, 붓기, 피부 무감각, 바이오 본드 같은 증상이 나타날 수 있습니다. 대개 1~2주 후면 사라지죠.	吸脂瘦身手术后会出现如淤血、水肿、皮肤麻木、皮下硬结等外科症状，一般在1-2周内消退。

환자	吸出的部分还会堆积脂肪吗?	흡입된 부위에 지방이 다시 축적될 수도 있나요?
의사	성인의 지방세포는 그 수가 항상 일정하게 유지됩니다. 수술을 통해 일부 지방조직을 제거해도 신체의 에너지 대사는 안정되게 유지돼요. 따라서 지방을 흡입한 부위는 다시 그 지방 조직이 재생되지 않습니다.	成人脂肪细胞的数量是恒定的。因为采用外科方式去除部分脂肪组织并不改变机体的能量代谢平衡，因而吸出的部分永远不会发生脂肪组织的再生。
환자	吸脂后皮肤会松弛吗?	지방 흡입 후 피부가 처지나요?
의사	수술 후 피부가 눈에 띄게 처지지는 않습니다. 또한 원래 인체의 피부는 어느 정도의 탄성이 있어서 지방 흡입 후 피부 스스로 수축될 거예요.	吸脂手术以后皮肤不会明显松弛。另外，本身人的皮肤就是存在一定弹性的，所以吸脂后也会有收紧作用。
환자	吸脂后为什么会出现水肿?	지방 흡입 후 왜 부종이 생기나요?
의사	지방 흡입 후 많은 액체가 세포 표면 사이에 잔류하게 되어 부종이 생기는 것입니다. 가장 오래 남아 있다고 해도 6개월 이상 남아 있지 않아요. 점차 사라지죠. 부종이 적을수록 더 빨리 사라집니다.	吸脂术后过多液体储留于细胞外面间隙即就可导致水肿，最严重持续时间也不超过半年，逐渐消退；水肿轻，消退较快。
환자	皮下硬结不会有什么副作用吧!	바이오본드는 어떤 부작용도 없죠?
의사	지방 흡입 부위는 상처가 아물어야 하기 때문에 조금 딱딱해지고 수축됩니다. 이때 마사지, 초음파, 고압산소와 같은 방법으로 몸을 관리하면 수술 부위의 붓기도 점차 없어질 거예요. 피부도 점차 탄력이 생기고요.	吸脂部位由于愈合的关系开始变硬和紧绷，如果这时候你能配合按摩、超音波和高压氧等保健方式，那么吸脂部位就会逐渐消肿，皮肤也会渐渐恢复弹性。

단어풀이 12-3.mp3

堆积	duījī	쌓이다
形体美	xíngtǐméi	몸매
肺	fèi	폐, 허파
肝	gān	간
肾	shèn	신장, 콩팥
脏器功能	zàngqì gōngnéng	장기 기능
心理障碍	xīnlǐ zhàngài	심리적 장애
吸脂期望值	xīzhī qīwàngzhí	지방흡입 기대치
遵循	zūnxún	따르다, 준수하다
抽吸	chōuxī	흡입하다
意外的	yìwàide	의외의
风险	fēngxiǎn	위험, 리스크
化验检查	huàyàn jiǎnchá	화학 검사
尿常规	niàochángguī	소변검사
心电图	xīndiàntú	심전도
激素	jīsù	호르몬
腹带	fùdài	복대
辅助	fǔzhù	돕다, 보조하다
塑型	sùxíng	모양, 형태
瘦身手术	shòushēn shǒushù	지방 흡입수술
皮肤麻木	pífū mámù	피부가 마취되다
皮下硬结	píxià yìngjié	피부의 바이오본드
恒定	héngdìng	항상 일정하다
机体	jītǐ	유기체
能量	néngliàng	에너지, 역량
代谢平衡	dàixiè pínghéng	안정적인 신진대사
皮肤松弛	pífū sōngchí	처진 피부
收紧作用	shōujǐn zuòyòng	수축작용
水肿	shuǐzhǒng	수종
液体	yètǐ	액체
储留	chǔliú	축적되어 잔류하다

间隙	jiànxì	틈새, 사이공간
愈合	yùhé	(상처가)아물다
硬	yìng	굳다, 딱딱하다
紧绷	jǐnbēng	팽팽하다
按摩	ànmó	마사지
超音波	chāoyīnbō	초음파
高压氧	gāoyāyǎng	고압산소
保健方式	bǎojiàn fāngshì	건강을 지키는 방법

표현 익히기

您想吸哪个部位的脂肪
nǐ xiǎng xī nǎge bùwèide zhīfáng
어느 부위의 지방을 흡입하고 싶으십니까?

堆积过多的脂肪严重影响形体美
duījī guòduōde zhīfáng yánzhòng yíngxiǎng xíngtǐméi
과도하게 축적된 지방이 몸매를 망칩니다.

脏器功能不好不适合做吸脂
zàngqì gōngnéng bùhǎo búshìhé zuò xīzhī
장기 기능이 좋지 않으면 지방 흡입술을 받기 어렵습니다.

吸脂应遵循"少量多次"的原则
xīzhī yīng zūnxún "shǎoliàng duōcì"de yuánzé
지방 흡입은 반드시 "적은 양을 여러 차례에 걸쳐"라는 원칙을 지켜야 합니다.

大量使用麻醉药品会增加发生意外的风险
dàliàng shǐyòng mázuìyàopǐn huì zēngjiā fāshēng yìwàide fēngxiǎn
대량의 마취약을 사용하면 예상치 못한 위험이 발생하기 쉽습니다.

弹性好的腹带辅助塑型
tángxìnghǎode fùdài fǔzhù sùxíng
탄성이 좋은 복대는 모양을 잡는 데 도움을 줍니다.

成人脂肪细胞的数量是恒定的
chéngrén zhīfángxìbāode shùliàng shì héngdìngde
성인의 지방세포 수는 일정합니다.

吸脂手术以后皮肤不会明显松弛
xīzhīshǒushù yǐhòu pífū búhuì míngxiǎn sōngchí
지방 흡입 술 후, 피부가 눈에 띄게 처지지 않습니다.

过多液体储留于细胞外面间隙导致水肿
guòduō yètǐ chǔliúyú xìbāo wàimiàn jiànxì dǎozhì shuǐzhǒng
너무 많은 액체가 세포 표면 사이에 잔류하게 되면 부종을 일으킵니다.

吸脂部位由于愈合的关系开始变硬和紧绷
xīzhī bùwèi yóuyú yùhéde guānxi kāishǐ biàn yìng hé jǐnbēng
지방 흡입 부위는 상처가 아물어야 하기 때문에 딱딱해지고 팽팽하게 수축됩니다.

자주나오는 질문

您想吸哪个部位的脂肪?
어느 부위의 지방을 흡입하고 싶으신가요?

最容易发生脂肪堆积的是哪个部位?
어느 부위에 지방이 가장 쉽게 축적되나요?

为什么有心理障碍不适合吸脂?
심리적 장애가 있을 때 지방 흡입을 받기 어려운 이유는 무엇인가요?

吸脂需要全身麻醉吗?
지방흡입은 전신 마취를 해야 합니까?

大量使用麻醉药品会有什么风险?
대량의 마취제를 사용하면 어떤 위험이 있나요?

术前须要做心电图吗?
수술 전 심전도 검사를 해야 하나요?

如果服用激素类药品怎么办?
만약 호르몬 약을 복용하고 있다면 어떻게 해야 합니까?

穿上弹性好的腹带会有什么效果?
탄성이 좋은 복대를 착용하고 있으면 어떤 효과가 있나요?

脂肪还会吸出堆积的部分吗?
지방이 다시 축적되면 또 흡입할 수 있나요?

吸出的部分不会发生脂肪的再生吗?
지방 흡입한 부위의 지방이 다시 재생하지 않나요?

吸脂后会有收紧作用吗?
지방 흡입 후 (그 부위가)수축되나요?

吸脂后为什么会出现水肿?
지방 흡입 후 부종이 발생하는 이유는 무엇입니까?

연습문제

1. 지방흡입 부위가 아닌 곳은?

1) 下腹部　　2) 侧腰
3) 臀部　　4) 臀

2. 지방흡입술 시술의 연령과 부합하지 않은 것은?

1) 18세 이하　　2) 18세 이상
3) 55세 이하

3. 비만의 이유는?

1) 脂肪细胞体积的增大
2) 脂肪细胞体积的缩小

4. 다음 설명에 부합되는 기술을 보기에서 고르세요.

动力辅助式抽脂术，快速负压吸引术

1) 向吸脂部位注射大量低浓度利多卡因盐水吸出脂肪
2) 透过动力辅助系统吸背部脂肪组织

5. 지방흡입술을 받기에 적합하지 않은 사람이 아닌 것은?

1) 脏器功能不好
2) 有心理障碍
3) 吸脂期望值过高
4) 做化验检查者

6. 지방흡입의 원칙이 아닌 것은?

1) 少量　　2) 多次
3) 全身麻醉　　4) 抽吸部位少

7. 지방흡입수술을 받기 전 해야 할 검사가 아닌 것은?

1) 血常规
2) 心电图
3) 肾功能
4) 肝功能

8. 지방흡입수술 후 나타난 증상이 아닌 것은?

1) 淤血
2) 皮肤松弛
3) 皮肤麻木
4) 皮下硬结

학습정리

1.

1) 吸脂减肥是吸出皮下堆积的脂肪组织，改善肥胖体型的一种方法。

2) 吸脂的常见部位有: 上下腹部、侧腰、上下臀部

3) 最适合做吸脂减肥的年龄段是18到55岁

4) 吸脂术

(1) 快速负压吸引术:
通过向吸脂部位注射大量低浓度含肾上腺素的利多卡因盐水，使脂肪细胞或颗粒自行破裂溶解，再通过小切口将连接负压真空吸引器吸出脂肪。

(2) 动力辅助式抽脂术:
是一项更新的技术。透过动力辅助系统，更有效的治疗不简单处理的男性女乳症、背部脂肪组织和曾抽脂过的部位。

2.

1) 不适合做吸脂:

(1) 脏器功能不好

(2) 有心理障碍

(3) 吸脂期望值过高

2) 吸脂原则:

(1) 少量多次

(2) 抽吸部位少；创伤就小；恢复快；痛苦少；不需要全身麻醉。

3) 吸脂前:

(1) 先要做化验检查:　血常规，尿常规，心电图，肝功能

4) 术后的症状:　淤血，水肿，皮肤麻木，皮下硬结

13과_

복습

학습내용

10과에서 13과까지의 피부과(얼굴주름, 다크써클, 레이저제모)와 성형 지방흡입에 관한 내용 복습과 문제풀기를 위주로 학습한다.

학습목표

피부과 코, 가슴 성형의 핵심내용을 다시 듣기 연습을 통해 내용을 재정리하고 부정확한 내용을 더 확실하게 학습하도록 하는데 목표를 둔다.

1. 다음 내용을 듣고 아래 질문에 대답하세요. 13-1.mp3

一般来讲，青春期过后，人的容貌逐渐老化，皮肤松弛、产生皱纹。随着社会进步，人们对自己的形象要求越来越高，20岁到70的人都适合做除皱术。从年龄来看，35岁到50岁皱纹不明显的时后做效果最佳；从皮肤状况来看，面部皱纹多而且明显，皮下脂肪少，脸型瘦长的人效果比较好。

手术方法，大体上可分传统式的手术方法和利用新技术的手术方法。前者有额部、面部、颈部除皱整形术；后者有激光除皱术、胶原蛋白注射除皱术等。

1) 피부노화의 특징이 아닌 것은?

(1) 皮肤松弛
(2) 产生皱纹
(3) 脸型瘦长

2) 얼굴 주름제거술이 가장 효과적인 연령대는?

(1) 20岁到70的人
(2) 35岁到50岁

3) 피부상황으로 볼 때 얼굴주름 성형이 효과적이지 않은 사람은?

(1) 面部皱纹多而明显
(2) 脸型瘦长的人
(3) 皮下脂肪多

4) 다음 신기술 얼굴 주름 성형술에 해당하는 것에 (*)를 하세요.

(1) 面部除皱整形术
(2) 激光除皱术
(3) 颈部除皱整形术
(4) 胶原蛋白注射除皱术

2. 다음 내용을 듣고 알맞은 답을 쓰세요. 13-2.mp3

환자	为什么会产生这么多的皱纹?
의사	皱纹是随着年龄自然会产生的，可是被紫外线曝光，也会产生皱纹。皮肤细胞组织内水分多，皮肤有弹性，但水分不足，皮肤干燥的话，就会产生皱纹。
환자	去除眼皮皱纹是否可以用肉毒素?
의사	眼皮皱纹可以用肉毒素和填充术。肉毒素是抑制肌肉的运动而消除皱纹，是最简单最有效的方法。对眼皮手术非常有效，一次手术可以维持4到6个月。
환자	怎么治疗八字型皱纹?
의사	有填充术和脂肪移植手术，但填充术比较有效。对下垂的脸皮，做激光手术会拉紧脸皮。
환자	所谓的填充术是怎么做的?
의사	填充术是利用注射器来在皱纹部位填加填充剂的一种方式。按照不同材料可以维持1到5年。

1) 주름이 생기는 원인이 아닌 것은?

(1) 随着年龄自然产生　　(2) 被紫外线曝光

(3) 皮肤有弹性

2) 다음은 얼굴주름 성형술이다. 알맞은 성형술을 우리말로 쓰세요.

(1) 肉毒素　　(2) 填充术

3) 다음은 어떤 수술에 대한 설명인지 보기에서 골라 괄호 안에 알맞은 수술법을 넣으세요.

填充术, 肉毒素, 激光手术

(1) (　　　　　)是拉紧下垂的脸皮。

(2) (　　　　　)一次手术可以维持4到6个月。

(3) (　　　　　)是利用注射器来在皱纹部位填加填充剂的一种方式。

(4) (　　　　　)按照不同材料可以维持1到5年。

(5) (　　　　　)是抑制肌肉的运动而消除皱纹。

3. 다음 내용을 듣고 아래 질문에 대답하세요. 13-3.mp3

환자	我的眼部周围比较暗沉，想祛除黑眼圈，有什么办法吗？
의사	做激光祛除黑眼圈，能有效打散眼眶的深层色素沉着，改善皮肤代谢，促进血液循环，可以达到目的。
환자	激光祛黑眼圈是怎么做的？
의사	激光祛黑眼圈是用激光的波长和光波照射皮肤，使血红蛋白凝固，黑眼圈可以得到很好的改善。
환자	术后应该注意些什么？
의사	黑眼圈手术之后尽量多休息，避免外出以免遭到强光的照射，不要长时间的看书、电视以及电脑。短时间内尽量避免伤口沾上水，以免导致伤口感染。

1) 레이저로 다크써클을 치료할 경우 개선 되지 않는 것은?

(1) 打散眼眶的深层色素
(2) 改善皮肤代谢
(3) 促进血液凝固

2) 레이저로 다크써클을 치료하는 방법이 아닌 것은?

(1) 用激光照射皮肤
(2) 打散血红蛋白
(3) 使血红蛋白凝固

3) 다크써클 수술 후 주의 사항이 아닌 것은?

(1) 多休息
(2) 避免强光的照射
(3) 尽量避免伤口沾上水
(4) 可以长时间的看书

4. 다음 내용을 듣고 아래 질문에 대답하세요. 13-4.mp3

환자 在日常生活当中去除黑眼圈的方法是什么？

의사 保持充足的睡眠。改正不良的饮食习惯，别摄入过咸的食物和刺激性过大的食物，别过多抽烟、喝酒。平时化妆吗？

환자 不抽烟、不喝酒，但因为工作平时化妆。

의사 如果你经常化妆，彻底卸装，特别是眼线和睫毛液，不要让化妆品的色素渗透聚在眼皮里，否则眼睛看起来像个熊猫眼，平时应使用眼部专用化妆品，不可以面部化妆品替代。

1) 일상생활 속에서 다크써클이 생기지 않게 하는 방법이 아닌 것은?

(1) 保持充足的睡眠
(2) 改正不良的饮食习惯
(3) 摄入过咸的食物
(4) 不抽烟、不喝酒。

2) 다크써클을 예방하는 방법이 아닌 것은?

(1) 彻底卸装
(2) 平时少用眼部专用化妆品
(3) 多使用眼线和睫毛液

5. 다음 지문을 듣고 맞는 것에 (○), 틀린 것에 (×)하세요. 13-5.mp3

激光脱毛一般需要3到5次，主要是两个因素： 第一，人的皮肤有很多毛孔组成。每一个毛孔由毛囊形成，毛囊大多是三个一组捆在一起，在同一个毛孔，毛孔中的一根毛发是在它下面一组三个毛囊中的一个毛囊中长出来的毛发，因此一次治疗只能破坏一组中的一个毛囊；第二，毛发生长要经过生长期，退行期，休止期，在生长期的毛发做激光脱毛为75%有效，退行期为25%，休止期几乎无效。激光脱毛术主要针对成长期的毛发来破坏毛囊，达到除毛效果。

(1) 毛囊由毛孔形成。(　　)

(2) 毛孔中有一个毛囊。(　　)

(3) 毛孔中的毛囊通常是三个一组捆在一起。(　　)

(4) 毛发是三个毛囊中的一个毛囊中长出来。(　　)

(5) 毛囊生长要经过三个生长期。(　　)

(6) 激光脱毛最有效的过程是退行期。(　　)

(7) 激光脱毛术主要针对成长期的毛发来破坏毛囊。(　　)

6. 다음 내용을 듣고 아래 괄호 안에 알맞은 단어를 답하세요. 13-6.mp3

환자 激光脱毛手术前要注意什么?

의사 先要清洗和消毒需要脱毛的部位。为确保疗程达至最佳效果，不要拔掉毛发。如果拔掉毛发，需要2个星期后才可以进行疗程。

환자 激光脱毛会很疼吗?

의사 激光脱毛过程中会有一点点的刺痛或轻微的烧灼感。

환자 那么，激光脱毛术后应该注意些什么?

의사 激光脱毛后，应该用酒精消毒，并且在脱毛的部位上涂一些有消炎作用的药膏，以免引起毛囊炎。脱毛部位可能会产生轻微红肿，皮肤敏感有热或痒的感觉，这时做冰敷就可以减轻疼痛。

1) 레이저 제모 수술 전 주의해야 할 사항이 아닌 것은?

(1) 拔掉毛发

(2) 消毒脱毛部位

(3) 清洗脱毛部位

2) 레이저 제모수술의 느낌이 아닌 것은?

(1) 刺痛感

(2) 灼烧感

(3) 肿胀感

3) 레이저 제모 후에 하는 노력이 아닌 것은?

(1) 用酒精消毒
(2) 在脱毛部位涂药膏
(3) 用热水洗澡

4) 레이저 제모 후 나타날 수 있는 증상이 아닌 것은?

(1) 红肿　　(2) 热
(3) 痒　　(4) 干爽

7. 다음 내용을 듣고 아래 질문에 대답하세요. 13-7.mp3

吸脂减肥就是利用负压真空吸引器通过皮肤的小切口进入皮下，将局部堆积的脂肪组织吸出的一种方法。吸脂的常见部位有：上下腹部、侧腰、上臀、下臀等。人体细胞的生长基本在18岁以前完成，此后脂肪细胞数目也就不再繁殖增加了。以后的胖瘦都是因为脂肪细胞体积的增大或缩小所导致。因此，最适合做吸脂减肥的年龄段是：18到55岁。

1) 지방흡입 부위가 아닌 곳은?

(1) 腹部　　(2) 侧腰
(3) 臀部　　(4) 背部

2) 다음은 뜻이 맞는 것끼리 서로 이으세요.

옆구리	腹部
엉덩이	侧腰
복부	臀部

3) 지방흡입이 가장 적합한 시기가 아닌 것은?

(1) 18세 이하
(2) 18세-55세
(3) 18세 이상

8. 다음 대화를 듣고 아래 질문에 대답하세요. 13-8.mp3

의사　腹部是人体最容易发生脂肪堆积的部位之一。如果您的心、肺、肝、肾等重要脏器功能不好不适合做吸脂。有心理障碍或对吸脂期望值过高也不适合做吸脂。

환자　我基本上没有什么问题，很健康。那么，一次性吸脂可以吗？

의사　吸脂应遵循"少量多次"的原则。抽吸部位少，创伤就小，恢复快，痛苦少，不需要全身麻醉。不然，大面积脂肪抽吸的创伤大，痛苦大，恢复慢，还需要大量使用麻醉药品，增加发生麻醉意外的风险。

환자　那么，像我要吸多少次？

의사　一般地说，一次抽吸不能超过4个部位。您大概需要2-3次。

1) 다음 질문이 내용과 맞으면 (○), 맞지 않으면(×)하세요.

(1) 腿部是人体最容易发生脂肪堆积的部位之一。(　)
(2) 重要脏器功能不好不适合做吸脂。(　)
(3) 吸脂应遵循"少量多次"的原则。(　)
(4) 吸脂需要全身麻醉。(　)
(5) 吸脂部位的创伤大，痛苦大，恢复慢。(　)
(6) 一次抽吸不能超过2个部位。(　)

9. 다음 대화를 듣고 아래 질문에 대답하세요. 13-9.mp3

환자　手术前要准备什么？

의사　您先要做化验检查，如血、尿常规，心电图，肝功能等。包括开水，手术前至少八小时要禁食。如果您在服用血管扩张及激素类药，必须停药1-2周。还有准备弹性好的腹带，在入手术房时带上。术后立即穿上，辅助塑型。

환자　术后出现什么样的症状？

의사　吸脂瘦身手术后会出现如淤血、水肿、皮肤麻木、皮下硬结等外科症状，一般在1-2周内消退。

환자　脂肪还会堆积吸出的部分吗？

의사　成人脂肪细胞的数量是恒定的。因为采用外科方式去除部分脂肪组织并不改变机体的能量代谢平衡，因而吸出的部分永远不会发生脂肪组织的再生。

환자　吸脂后皮肤会松弛吗？

의사　吸脂手术以后皮肤不会明显松弛。另外，本身人的皮肤就是存在一定弹性的，所以吸脂后也会有收紧作用。

1) 수술 전에 준비사항이 아닌 것은?

(1) 先要做化验检查。
(2) 准备弹性好的腹带
(3) 手术前至少八小时要禁食。
(4) 服用血管扩张及激素类药。

2) 수술 전에 하는 검사가 아닌 것은?

(1) 尿常规　　(2) 血糖
(3) 心电图　　(4) 肝功能

3) 수술 후에 나타나는 증상이 아닌 것은?

(1) 淤血　　(2) 水肿
(3) 皮下松弛　　(4) 皮肤麻木

4) 수술 후에 나타나는 현상인 것에 (○), 아닌 것에 (×)를 하세요.

(1) 吸出的部分会发生脂肪组织的再生。(　　)
(2) 吸脂后皮肤会明显松弛。(　　)
(3) 人的皮肤存在一定的弹性，所以吸脂后也会有收紧作用。(　　)

정답 – 연습문제

1주차

1.

1) zhěngróng shǒushù
2) shuāngyǎnpí
3) máixiànfǎ
4) chóngjiǎnshù
5) zhīfáng
6) jīròu
7) fúzhǒng
8) bāhén
9) shàngyǎnjiǎn

2.

1) (○)
2) (×)
3) (×)
4) (○)
5) (×)

3.

1) 松弛
2) 厚
3) 留
4) 肿胀
5) 下垂

4.

1) 纱布
2) 淤血
3) 复诊
4) 肿胀
5) 冰袋
6) 血液循环
7) 清洁
8) 感染
9) 酒精

5.

1) 清洁是很重要的。
2) 对伤口用冰袋冷敷。
3) 枕头垫高
4) 手术后有疼痛和肿胀吗?
5) 睡眠要充足。

2주차

1. (4)

2.

1) 鼻梁过高　　2) 鼻头过低　　3) 鼻子歪斜
4) 鼻梁扁平

3.

1) (×)　　2) (×)　　3) (×)
4) (×)　　5) (○)　　6) (○)
7) (○)　　8) (○)　　9) (○)

4. (1)

5. (4)

6. (4)-(2)-(1)-(3)-(5)

7.

1) (×)　　2) (○)　　3) (×)
4) (○)　　5) (×)　　6) (○)
7) (×)　　8) (○)　　9) (×)
10) (×)

3주차

1.

1) (×)　　2) (×)　　3) (○)
4) (×)　　5) (×)

2. (2)

3. (4)

4. (1)

5.

1) (○) 2) (○)
3) (×) 4) (○)
5) (×)

6. (4)

7. (4)

8. (3)

4주차

1.

1) (4)
2) 수술 흉 - 疤痕 부종 - 浮肿
(쌍꺼풀)이 풀리다 -– 开线 피부가 늘어지다 – 皮肤松弛
3) (1)
4) (4)
5) (2)

2.

1) 埋线法 2) 10岁20岁 3) 切开法
4) 切开法 5) 埋线法
6) 部分切开法 혹은 局部切开法

3.

1) (3)

2) (1) 感染 (2) 冷敷

(3) 血液循环 (4) 过度疲劳

3) (1) 无菌盐水 (2) 酒精

(3) 淤血 (4) 肿胀

(5) 复诊 (6) 纱布

4) (1) 来院治疗/ 拆线 (2) 充足/ 保持清洁/ 蛋白质

4.

1) (1) 鼻梁 (2) 鼻头

(3) 鼻背 (4) 鼻炎

(5) 鼻塞 (6) 流涕

(7) 鼻骨 (8) 鼻孔

2) (1) 鹰勾鼻 (2) 鼻子扁平 혹은 扁鼻

3) (4)

4) (3)

5.

1) 玻尿酸注射隆鼻 2) (3) 3) (2)

6.

1) (3) 2) (2) 3) (2)

7.

1) (4) 2) (3) 3) (3)

4) (3)

8.

1) (2) 2) (1) 3) (4)

4) (4) 5) (4)

9.

1) (1) (×)　(2) (○)
   (3) (○)　(4) (×)

10.

局部麻醉　皱褶处
腋下　内窥镜
肿胀　触痛
胸肌

11.

隆胸手术 - 가슴성형　乳头 - 유두
哺乳 - 수유하다　硅胶假体 - 실리콘 보형물
体力劳动 - 체력노동　柔软 - 부드러움
终生 - 평생　生育- 출산

5주차

1.

1) yǎnjīng chōngxuě　2) húnzhuó　3) bānkuài
4) cānglǎo　5) qiújiémó　6) guānghuá

2.

1) 红血丝　2) 熬夜　3) 血管阻断
4) 毛细血管　5) 角膜

3.

1) (4)　2) (2)　3) (3)

4.

1) (○)　2) (×)　3) (○)
4) (○)

5.

1) 眼睛年轻化 ，年轻
2) 干眼症 ，分泌粘液 ，干眼症

6.

1) 干涩　　2) 副作用　　3) 眼药水

6주차

1.

1) 晶状体　　2) 透明的　　3) 后天性的
4) 视野模糊　　5) 西藏　　6)昼盲现象

2.

1) 晶状体　　2) 老年性白内障　　3) 代谢异常
4) 甲状腺　　5) 眼睛刺痛

3.

1) 近距离的事物不戴老花镜也看得清楚。
2) 眼睛内的晶状体扮演镜头的功能。
3) 白内障是晶状体混浊而发生的。
4) 视力恶化会致盲。

4.

1) 显微镜　　2) 角膜　　3) 麻醉
4) 眼保健操　　5) 太阳镜　　6) 遮阳帽
7) 血糖

5.

1) 户外活动　　2) 矫正视力　　3) 白内障超吉乳化术
4) 维生素　　5) 钙

6. (4)

7. (2)

7주차

1.

过度用眼: 과도한 눈 사용
抑郁: 우울함
情绪波动: 정서불안정
脾气暴躁: 성미가 조급함
心情舒畅: 마음이 평안함

2.

1) (○)
2) (○)
3) (×)
4) (×)
5) (×)

3. (4)

4. (3)

5. (2)

6. (2)

7. (1)

8. (4)

9. (4)

8주차

1.

1) (2)　2) (3)　3) (3)
4) (2)

2.

(1) 熬夜　(2) 紫外线, 揉眼　(3) 血管阻断
(4) 视神经　(5) 眼睛美白手术

3.

(1) 干眼症　(2) 复查　(3) 睫毛膏
(4) 隐形眼镜　(5) 麻醉　(6) 干涩
(7) 复发

4.

1) (×)　2) (×)　3) (×)
4) (×)　5) (○)

5.

1) (4)　2) (3)

6.

1) (3)　2) (2)　3) (2)
4) (3)

7.

1) (1)　2) (3)　3) (2)

8.

手术　显微镜
局部麻醉　角膜

9.

1) (3)　2) (4)　3) (3)

10.

1) (1) (×)　　(2) (○)
   (3) (×)　　(4) (×)
2) (2)
3) (3)
4) (1) 蛋白质　　(2) 钙
   (3) 维生素

11.

1) 성미가 급하다 (脾气暴躁)　　걱정하다 忧虑
   놀라 두려워하다 惊恐　　우울하다 抑郁
2) (1), (2), (4), (6)

12.

1) (1)　　2) (2)　　3) (1)

13.

1) (4)　　2) (4)

9주차

1.

1) 皮肤松弛　　2) 八字皱纹　　3) 鱼尾纹
4) 眉间皱纹　　5) 额部皱纹　　6) 颈部皱纹

2.

1) 松弛　　2) 产生　　3) 上提
4) 消除

3.

1) 激光除皱术　　2) 胶原蛋白注射除皱术

4.

颈部 목부위
面部 얼굴
鱼尾纹 눈가주름
双下巴 이중턱
八字皱纹 팔자주름
额部 이마부위
眉间 미간

5.

1) (○) 2) (×) 3) (×)
4) (○) 5) (×) 6) (○)
7) (×) 8) (○)

6.

1) 紫外线 2) 弹力素 3) 胶原蛋白
4) 肉毒素

7.

1) 皮肤干燥 2) 皮肤有弹性 3) 皮肤水分不足
4) 睡眠不足 5) 营养不良

8.

1) 维持 2) 下降 3) 去除
4) 抑制 5) 治疗 6) 揉
7) 拉紧 8) 摸 9) 填加
10) 涂 11) 避免 12) 预防

10주차

1. (2)

2. (4)

3.

1) 营养　　2) 日晒　　3) 缺水
4) 化妆品渗透

4.

1) (○)　　2) (×)　　3) (×)
4) (×)　　5) (○)　　6) (○)

5.

1) 血液循环　　2) 防晒　　3) 过咸的 / 刺激性
4) 眼线 / 睫毛液

11주차

1. (1)

2. (3)

3. (1)

4. (3)

5.

1) 깎다　　2) 자르다　　3) 뽑다
4) 제모크림　　5) 제모왁스　　6) 멜라닌색소

6. (3)

7. (2)

8. (3)

12주차

1. (4)

2. (1)

3. (2)

4.

1) 快速负压吸引术　　2) 动力辅助式抽脂术

5. (4)

6. (3)

7. (3)

8. (3)

13주차

1.

1) (3)　　2) (2)　　3) (3)
4) (2), (4)

2.

1) (3)
2) (1) 보톡스　　(2) 필러술
3) (1) 激光手术　　(2) 肉毒素
(3) 填充术　　(4) 填充术
(5) 肉毒素

3.

1) (3)　　2) (2)　　3) (4)

4.

1) (3)　　2) (3)

5.

(1) (×)　　(2) (×)　　(3) (○)

(4) (○)　　(5) (×)　　(6) (×)

(7) (○)

6.

1) (1)　　2) (3)　　3) (3)

4) (4)

7.

1) (4)

2) 옆구리 - 側腰　　엉덩이 - 臀部　　복부 - 腹部

3) (3)

8.

1) (1) (×)　　(2) (○)

(3) (○)　　(4) (×)

(5) (○)　　(6) (×)

9.

1) (4)

2) (2)

3) (3)

4) (1) (×)　　(2) (×)　　(3) (○)

의료 중국어회화서

초판 1쇄 발행 | 2013년 5월 20일
초판 2쇄 발행 | 2016년 2월 25일

지은이 | 김진아
발행인 | 김인철
발행처 | 한국외국어대학교 지식출판원
02450 서울특별시 동대문구 이문로 107
전화 02)2173-2493~7
FAX 02)2173-3363
홈페이지 http://press.hufs.ac.kr
전자우편 press@hufs.ac.kr
출판등록 제6-6호(1969. 4. 30)
편집·디자인 | 디자인퍼브 02)2254-4308
인쇄·제본 | (주)에스제이씨성전 031)955-8800

ISBN 978-89-7464-821-3 98720 정가 15,000원

* 잘못된 책은 교환하여 드립니다.

HUINE 은 한국외국어대학교 지식출판원의 어학도서, 사회과학도서, 지역학 도서 Sub Brand이다. 한국외대의 영문명인 HUFS, 현명한 국제전문가 양성(International+Intelligent)의 의미를 담고 있으며, 휴인(携引)의 뜻인 '이끌다, 끌고 나가다'라는 의미처럼 출판계를 이끄는 리더로서, 혁신의 이미지를 담고 있다.

이 책의 음원(mp3)은 한국외국어대학교 지식출판원 홈페이지(press.hufs.ac.kr) - 게시판 - 자료실에서 다운받아 사용하시기 바랍니다.